賞味期限のウソ

食品ロスはなぜ生まれるのか

井出留美

GS
幻冬舎新書
432

賞味期限のウソ／目次

図版作成・DTP　美創

第1章

賞味期限のウソ

①卵は冬場57日間、生で食べられる

日本の卵の賞味期限は、「夏場に生で食べる」のが前提で、パック後14日間（2週間）と設定されています。でも、気温が低い（10度ぐらい）冬場であれば、産卵から57日間、つまり2カ月近くも生で食べられます。

しかも、「生で食べる」のが前提だから、賞味期限を過ぎていても、加熱調理すれば、十分食べられるのだそうです。

ご存じでしたでしょうか。私は恥ずかしながら、つい最近まで知りませんでした。

私がこのことを知ったのは、2016年1月22日、ある食品企業主催の食品ロス削減シンポジウムで、講演者として登壇したときのことです。もう一人の登壇者である、消費者庁消費者政策課政策企画専門官（当時）の高橋史彦さんが、こう説明しました。

「日本では、卵の賞味期限は生で食べることができる期限として設定されています。一方、海外では加熱して食べるのが前提です。だから日本よりも賞味期限が長いんです」

海外では、本当に日本よりも卵の賞味期限が長いのでしょうか。実際に確認してきました。

２０１６年5月4日、フィリピンの首都圏、メトロマニラにあるフィリピン最大級のショッピングモール「モール・オブ・アジア」に入っているスーパーマーケット「シューマート」で、4種類のブランドのパック入り卵を確認しました。

ブランドＰ　賞味期限２０１６年5月17日（残り13日）
ブランドＱ　賞味期限２０１６年5月31日（残り27日）
ブランドＲ　賞味期限２０１６年6月7日（残り1カ月と3日）
ブランドＸ　賞味期限２０１６年6月21日（残り1カ月と17日）

短いものもありますが、1カ月半の賞味期限のものもあります。日本ではまず考えられない長さです。

ドバイでは半年間賞味期限がある卵もあったと聞きました。行きつけの飲食店のご主人が渡航されたとき、半年先の賞味期限が卵そのものに印字されており、ゆで卵として提供されたそうです。

ＮＨＫでも、同じことが紹介されていました。２０１６年3月14日放送「あさイチ」の、

「減らしたい！　食品ロス」という特集です。食品の保存や賞味期限に詳しい、元東京農業大学教授の徳江千代子先生が出演、卵の賞味期限について、「気温が低い冬場は50日間程度、生で食べることができる」と話されていました。生で食べられる期間は産卵日から数えると57日間、産卵からパックされるまでの7日間を引いて、パックされた日から約50日間、ということのようです。出演者も、予想外に長く生で食べられる事実に、びっくりしていました。

2016年5月18日に放送されたNHK「ガッテン！」の特集「卵料理の新世界！　ふわふわプリプリ自由自在」では、「少し寝かせた卵のほうがおいしいことが、フランスでは広く知られている」「食感や白身の泡立ちは、あえて時間をおいた卵のほうがはるかに上」といった、意外な事実が紹介されていました。採卵日から10日ほど経った卵は、「す」（茶碗蒸しなどにできる、ポツポツとした気泡）の原因になる二酸化炭素が抜けているため、ゆで卵や目玉焼きにしたとき、プリプリの食感が楽しめるのだそうです。

日本卵業協会によれば、市販の卵に印字されている賞味期限は、「産卵後、1週間以内にパック」し、「パックしてから2週間後」の日付です。産卵日から数えると、賞味期間は21日（3週間）以内ということです。最近では、パックされてからの賞味期限だけでなく、産卵日を表示している卵もあります。ちなみに、保存温度は25度以下であることが前提です。

また、レストランや飲食店など、法人向けの「業務用」では、温度管理が徹底されているため、「夏場16日以内」「冬場58日以内」など、季節ごとに設定されています。

市販の卵パックの表示を見ると、「賞味期限経過後、及び、殻にヒビの入った卵を飲食に供する際は、なるべく早めに、十分に加熱調理してお召し上がり下さい」などと書いてあります。いくつか、種類の違うパックを確認してみましたが、表示内容はだいたい同じでした。「賞味期限を過ぎても加熱調理すれば食べられる」ということは、別に隠された情報でもなんでもなく、はっきりと明らかにされている事実でした。


でも、店では、賞味期限ぎりぎりの卵は売られていません。あとでお話しするように、賞味期限の手前に「販売期限」という区切りがあり、その期限になったところで、棚から下げてしまうからです。

期限の迫った刺身や肉、パン、豆腐、納豆、牛乳やヨーグルトなどの乳製品、洋菓子類、野菜や果物などは、よく割引シールが貼られて売られています。私も、いつも利用しています。でも、卵のパックに割引シールが貼られているのを見たことはありません。売れ残った卵はどこへ行くのでしょうか。

日本卵業協会に問い合わせたところ、「スーパーや食料品店などでは、賞味期限の1週間前には売り切るように管理をしています」。が、「売れ残り、賞味期限切れとなった場合は、それぞれの店舗で処分をしています」とのこと。「生食用鶏卵は、賞味期限が切れても加熱をすれば食べられますので、それぞれの店舗の判断で処分していただいていると思います」という回答でした。実際に店で捨てているのか、ゆでたり焼いたりして食べているのか、加熱調理して店内の弁当や総菜類に使っているのか、この回答からはわかりません。

数としてはわずかですが、商品として流通できなくなった卵を寄付している会社もあります。私が以前に広報室長を務めていた日本初のフードバンクには、賞味期限内にもかかわらず商品として流通できなくなった卵が、大量に、定期的に、寄付されていました。

フードバンクとは、まだ食べられるのに様々な理由で商品として流通できなくなった食品を企業などから引き取り、福祉施設や生活困窮者に分配する活動、もしくはその活動を行う組織を指します。

私が勤めていたフードバンクでは、たいがい、大きな鍋でゆで卵にして、毎週土曜日に400名ほどを対象に行う炊き出しで使っていました。

注意しなければいけないのは、卵は、サルモネラ属の細菌の一種に汚染されている場合があることです。サルモネラ菌による食中毒を防ぐためには、卵を十分に加熱調理して食べる必要があります。サルモネラ菌は75度以上で1分間加熱することで死滅します。海外で売られている卵が加熱調理を前提としているのは、食中毒を予防するという背景があるのです。

ですから、いくら「冬場は生で57日間食べられる」とはいっても、パックに表示されている賞味期限を過ぎたら、火を通して食べましょう。

また、卵は出荷後、温度が管理された状態で輸送、保管され、冷蔵で販売されるのが、菌の繁殖を防ぐ上で理想です。が、冬場、暖房の入った室温の高い店内で、冷蔵でなく常温販売しているような店もあります。卵を常温コーナーに置いているような店は避け、きちんと冷蔵コーナーで販売している店を選びましょう。

卵の温度管理がしっかりしているかどうかをチェックする必要があるのは、スーパーマーケットやコンビニエンスストアだけではありません。卵を用いる飲食店も同様です。免疫力の弱い子どもや高齢者がサルモネラ菌の中毒にかかり、亡くなられたケースが過去にありました。

卵を冷蔵庫で保存する場合は、パックに入れたまま、生の状態で保存します。パックから出さないのは、殻にサルモネラ菌がついている場合があり、出すと、他の食品に付着する可能性があるからです。

また、冷蔵庫のドアの内側についている卵ケースは、ドアを開け閉めするたびに温度変化が大きく、卵自体も揺れるので、お勧めしません。パックのまま冷蔵室の奥に入れましょう。

いったんゆでたり焼いたりした卵は、菌の増殖を防ぐリゾチームという酵素の働きが熱で失われているため、生卵ほど日持ちしません。加熱調理した卵は、すぐに食べましょう。

今日からできること

＊家族や友達に「卵は、賞味期限を過ぎていても、早めに加熱調理をすれば食べられる」と教える。
＊冷蔵庫に保存してある卵の賞味期限がちょっと過ぎていたら、捨てずに、ゆでたり焼いたりして早めに食べ切る。

②ほとんどの賞味期限は2割以上短く設定されている

あなたは食べ物の賞味期限をきっちり守るほうですか。賞味期限を過ぎたら、即、食べられなくなると思いますか。

あとでもお話ししますが、本当に気をつけなければいけないのは「消費期限」です。日持ちしないお弁当やサンドウィッチ、お総菜などに表示される、「食べても安全な」期限です。これはきっちり、その日までに消費する必要があります。

これに対し、賞味期限は、「おいしく食べられる期限」です。実は、賞味期限は、本来のおいしく食べられる期限より短めに設定されていることがほとんどです。どのくらい短めかは、企業や商品によって違います。

食べ物を作っている企業が賞味期限を設定するやり方は、次の通り、様々です。

賞味期限と消費期限のイメージ

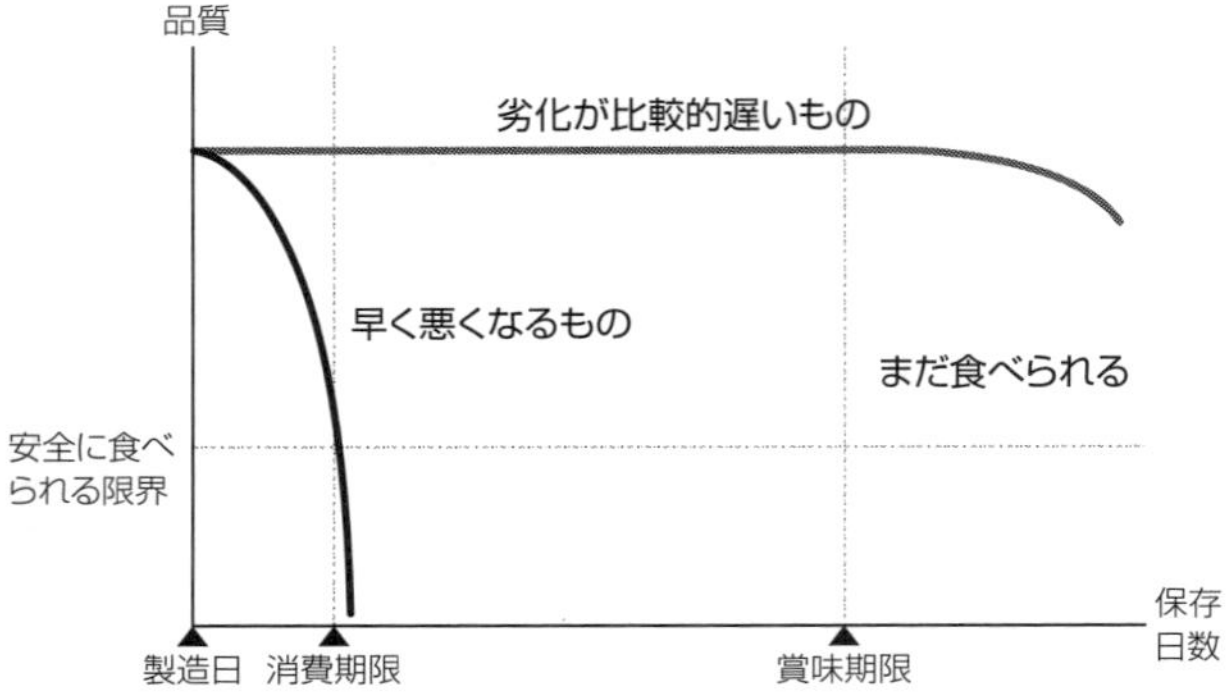

●出典：農林水産省ホームページ

①自社で設定（安全係数を用いる場合）

あとでお話しする「理化学試験」「微生物試験」「官能試験」をもとに算出した実際の日持ちする日数に、1より小さい「安全係数」という数字を掛けて、賞味期限を設定します。安全係数は企業によってまちまちです。国（消費者庁）は、加工食品のガイドラインやQ&Aで0・8以上の数字を推奨しています。0・8を使った場合、本来のおいしく食べられる期間の8割ということになります。が、安全係数を使うことも、0・8という値も、義務ではありません。基本的に、安全係数使用の有無と数値は企業にゆだねられています。

安全係数は、賞味期限表示の食品だけでなく、日持ちがおおよそ5日以内の消費期限表示の食品についても、使われることがあります。

国は、安全係数について、食品の特性に応じて、また、商品の品質バラつきや条件を考慮して決めることを、食品期限表示の設定のためのガイドラインやQ&Aで勧めています。

「食品の特性に応じて安全係数を決める」とは、具体的にどういうことでしょうか。たとえば、生鮮食品などでは品質の劣化が速いため、安全係数が0・8〜0・9だと安全性の保証ができない場合があります。この場合は、0・6〜0・7を使うのが妥当ということになります。

一方、賞味期間が18カ月あるような品質劣化のスピードが遅い、すなわち日持ちする食品の場合、安全係数0・8を掛けたら14カ月、0・9を掛けたら16カ月となり、それぞれ、実際に日持ちする期間より2〜4カ月、賞味期限が手前になります。

家庭で食品を使うとき、賞味期限の4カ月も手前のものを捨てることは、あまりないでしょう。でも、安全係数0・8が掛けられている期限表示を厳密に守っていたら、意識せずにそういうものまで捨ててしまっているということになります。国は、「過度に低い安全係数は適切にすべきである」としています。

ひとくちに「食品」と言っても、生鮮食品など4〜5日以下の消費期限のものから、3年以上日持ちする缶詰や乾麺、5年以上日持ちするものもある備蓄食品があります。一括して「0・8」と決めてしまえばラクですが、食品の特性により、一概には決められないわけです。

また、同じ原材料を使っていても、たとえば原産国や産地が異なれば、栄養素の組成、水分量、新鮮さ、粒度などは画一ではなく、バラつきます。このような原材料の時点でのバラつき、さらに製造するときのバラつき、流通・販売過程での品質変化のバラつき……と、食品の品質は決して一律ではありません。これらをすべて考慮して安全係数を決めることは、現実的には不可能です。

ですので、「0・8」という安全係数は、あくまで目安でしかありません。したがって、それを掛けて算出した賞味期限も「目安」に過ぎない、ということになるでしょう。

②自社で設定する場合（安全係数を用いない場合）

安全係数を用いるのは義務ではないので、「安全係数」という概念を使わずに経験則や勘で賞味期限を設定している企業もあります。たとえば「ゆとりを見てだいたい（本来日持ちする期間の）3分の2」「（本来日持ちする期間の）半分」といったケースがあります。

③業界団体の定める基準に準ずる場合

日本の食品製造業は、似たような商品を出している企業で組織する「業界団体」に所属する場合が多くあります。その業界団体が定める基準に準ずる場合もあります。

日本には、食品の業界団体は山のようにあります。米、穀類、麺類、パン、即席食品、冷凍食品、水産物、食肉類、乳製品、大豆加工品、缶詰、油脂類、調味料、酒類（ビール、ワインほか）、清涼飲料水、コーヒー、菓子、健康食品、自然食品、ベビーフード、食品添加物など、挙げればきりがありません。それらの業界団体が、賞味期限設定に関するガイドラインやマニュアル、実施要領などを提示している場合があります。

④競合企業の類似商品に準ずる場合

③に準じます。すでに競合企業や業界トップの企業が自社と同様の製品を出している場合、それをもとに業界団体が賞味期限の目安を示していることもあります。

⑤専門分析機関に設定を依頼する場合

一般財団法人日本食品分析センターなど、専門の食品分析機関に製品サンプルを提出し、「理化学試験」「微生物試験」「官能試験」などの検査項目を定め、各種試験をした上で賞味期限（消費期限）を設定してもらうこともあります。

物産展や国際空港などでもよく売られているお土産用の菓子を製造する、日本の北部にある企業は、なんと、過去に0・3〜0・4を掛けていたそうです。0・3ともなれば、本来の賞味期限より7割短いということです。さっさと賞味期限を切らして、どんどん売るということなのでしょうか。さすがにこれは短過ぎるということで、農林水産省主催の「第一回食品ロスの削減に向けた検討会」で報告されています（2008年8月開催）。

鮮度保持剤を製造する企業主催の勉強会では、生菓子などを扱う菓子店では、本来日持ちする日数の半分に設定するケースが多いと聞きました。安全係数で言えば0・5。ということは、製造日から期限までの2倍、日持ちすることになります。

「加工食品の表示に関する共通Q&A」（消費者庁食品表示課）では、

・安全係数は0・8以上を目安に設定することが望ましい
・安易に0・8を設定するのではなく、対象商品の特性を十分に考慮したうえで、科学的・合理的根拠に基づいた見直しが求められます

とあります。

なぜ企業は賞味期限を短く設定するのでしょうか。

それは、食品メーカーが商品を作って出荷するまでは、工場の中で温度が一定に保たれていますが、ひとたび出荷されてしまえば、流通やその後の保存状況下でどのように管理されるか、わからないからです。トラックに載せているときの温度や、物流センター・スーパーマーケッ

ト・コンビニエンスストアの倉庫に置かれるときの温度は設定されていますが、実際にその温度になっているかまでは、メーカーは管理できません。さらに、店頭での状況、客が買ってからの保管状況まで考えると……。

同じように作られ、同じ工場から出荷されたとしても、買われていった地域や買った人はバラバラです。買われる季節や気候も異なります。それらすべての条件や起こりうるリスクを考えると、広く多くの人に製品を提供する企業としては、「ここまでなら必ず大丈夫」という期間を、最大公約数的に、短めに設定せざるを得ないのです。

実際、私は、あるコンビニで、店員が一人しかおらず、倉庫から品出しをしている最中に、レジにお客さんが来たため、品出ししている冷蔵・冷凍食品が常温で放置されているのを、見たことがあります。

保管状況がよく、客が買って帰ってからの温度管理もしっかりしていれば、「0・8」などの安全係数を掛けて短めにした賞味期限よりも、長く日持ちします。

海外と比べると、日本は賞味期限を短めに設定する傾向にあります。湿度が高いのも一因です。が、安全性に対する要求レベルが高いことも、また一つの要因でしょう。

では、ウチの冷蔵庫にある賞味期限切れの食品はどうなのか。それは、製造した企業に聞いてもわかりません。工場から出荷されるまでの条件は同じでも、その後の条件はバラバラです。いつまで品質が保たれるか、まちまちになるのは当然のことです。

賞味期限は、あくまでアバウトな「目安」です。でも、そんな「目安」に過ぎない数字を、一日たりともたがわず厳密に守ろうとしている人は、少なくありません。知り合いの食品メーカー勤務の人ですら、「賞味期限を過ぎたら速攻で捨てる」と言っていました。

そして、スーパーやコンビニなどの小売店の多くは、そんな、目安に過ぎない賞味期限よりさらにもっと手前の日に商品を撤去します。賞味期間全体の3分の2のところに「販売期限」を設定し、そこに達すると棚から撤去するという「3分の1ルール」があるからです。

まだ食べられるにもかかわらず、賞味期限が迫っているため流通できないなど、様々な理由で廃棄せざるを得ない食品を「食品ロス」と呼びます。

この「3分の1ルール」こそ、大量の「食品ロス」を生む大きな要因の一つです。これについては、のちほどお話しすることにします。

③なぜ企業は賞味期限をもっと長くできないのか

2000年のお盆休みの金曜日。海外旅行から帰り、成田空港近くの実家で夕刊を見ていた私は、思わずのけぞりました。当時の勤務先の食品メーカーが「製品を自主回収する」という記事が載っていたのです。

え？　聞いてない！　当時はインターネットが普及する前で、海外旅行先まで追いかけて社員に連絡をとることは難しい時代でした。私が在籍していたのは消費者・広報室です。記事を見て、慌てて直属上司の女性室長に電話をすると「あなた、大変よ」と一言。

まるでわざわざこの事件のためにリラックスして英気を養ってきたかのように、翌日の土曜日も、翌々日の日曜日も出勤となりました。

この事態のきっかけになったのは、同じ年の6月に発生した、大手乳業メーカーの食中毒事件でした。誰もがその名を知っている大企業の食中毒事件に、日本中が衝撃を受けました。その煽《あお》りを受け、多くの食品企業が、商品を自主回収せざるを得ない状況に陥っていたのです。

当時の食品企業は、消費者からも流通からも疑いの眼差しで見られ、信頼を失っていました。みな、普段だったら気にならないようなことについても、神経過敏になっていました。

たとえば、箱と内袋の間に食品がこぼれて封がされた商品が見つかったことがありました。工場での機械による封入時にたまたま箱の隙間にこぼれただけなのですが、消費者には、「誰かが後から混入させたに違いない」と見なされました。

食べたところで何の問題がなくても（健康被害が発生する可能性がなくても）、印字を誤っただけで、即、回収となったケースもありました。

2000年の食中毒事件は、多くの食品企業にとって、大きな転換期となりました。食品企業の多くは、それまでも品質管理や食の安全性を守ることに尽力していたのはもちろんですが、それにも増して、製薬工場並みの徹底した品質管理を求められるようになったのです。

このときの自主回収事件は、当時の上司をして「あなたはこの1年間で10年間分の（密度の濃い）仕事をしたわよ」と言わしめるほど、私にとっては強烈な体験でした。

商品を自主回収する企業は、「社告」といって、いわゆる「お詫び広告」を全国紙（全国を対象に発行される新聞）に掲載することがあります。私の勤務していた会社でも、「返品や問い合わせについて、2日間、朝7時から夜10時まで電話を受け付けます」という社告を出しました。

当時、お客様対応は上司と私の2人が広報・栄養業務と兼務で担当していたのですが、それだけではとても足りず、電話回線を増やし、営業部隊や他部署の社員も動員し、電話に対応しました。連日、返品される商品が押し寄せ、会議室を埋め尽くし、言葉を失いました。競合メーカーの商品と勘違いし、競合商品まで一緒に送ってきたお客様がいました。まだ「モンスター消費者」という言葉はない時代でしたが、それに近い方もいて、神経を消耗しました。

私は基本的に、食に対して、おおらかなほうだと思うのですが、これを機に、食品企業とはどうあるべきかということを、強く考えるようになりました。

食品企業は、命と健康に関わる重要な仕事をしています。食べる人の年齢層は、赤ちゃんから高齢者まで幅広く、様々です。食べる人の住まいは気温の低いところから高いところまで、日本全国にまたがっています。食べる人の健康と安全性を考慮して賞味期限を設定するのは、多くの人の命を預かる責任がある以上、当たり前のことです。

中には過剰に賞味期限を短くするような詐欺まがいの会社もあるかもしれませんが、誠心誠意、力を尽くしている企業もあります。

たとえば、菓子メーカー・モロゾフ株式会社の品質保証部の方は、賞味期限を社内で具体的にどのように設定しているのかをシンポジウムで発表しています。その内容は、「日本食品微生物学会雑誌」に掲載されています（「食品企業における食品賞味（消費）期限設定の実際」日本食品微生物学会雑誌 Japanese Journal of Food Microbiology Vol.32 (2015) No.1, p.40-47)。一般的には公開しないようなプロセスを丁寧に書いていて、私はその誠実な姿勢にとても好感を持ちました。

賞味期限の設定については、２００５年に、農林水産省と厚生労働省の連名で、「食品期限表示の設定のためのガイドライン」が公表されました（２００９年に消費者庁が設置され、後に消費者庁へ管轄を移管）。

食品会社は、これに基づき、

・食品の特性に配慮した客観的な項目の設定
・設定した項目に基づく試験（保存試験など）
・安全係数の設定

を行います。そして、科学的・合理的な根拠に基づく賞味期限を設定します。

この「客観的な項目」を決めるため、主に、「微生物試験」「理化学試験」「官能検査」の３つを行います。

「微生物試験」とは、その食品が、どのような条件で保存されれば、どのぐらい菌が繁殖するのか、菌の数などを調べる試験です。

「理化学試験（物理的試験・化学的試験）」とは、その食品の品質が、製造日からどのように変化するのか、物理的、もしくは化学的に調べる試験です。粘り具合やpH（水素イオン濃度）、濁り具合などを調べます。

「官能検査」は、一般の人にもイメージしやすいかもしれません。味覚の感度に優れた人が評価者となって、五感（視覚・嗅覚・味覚など）を使って評価するものです。

これらの結果をもとに、賞味期限が設定されます。でも、いったん食品メーカーの手を離れれば、その後の流通・小売・消費者段階で、はたして最適な環境下で保存されるかどうかはわかりません。そこで、食品メーカーは、実際においしく食べることができる期間（可食期間）に、1未満の数字である「安全係数」を掛けて、本来の賞味期間より短めに設定していることは、前項でもお話しししました。

冷凍食品を作っているある食品会社では、安全係数を0・7に設定しています。たとえば、消費者が暑い夏場に郊外のショッピングモールで買い物をし、車のトランクなどに入れたまま長時間放置した場合、たとえ保冷剤が入っていても、品質は変わってしまいます。そういった事態を想定して、本来の期間の7割に設定しているのだそうです。

では、安全係数を変えるのではなく、賞味期限そのものを、もっと長くできないのでしょうか。

実は、そのような動きも、少しずつ出てきています。食品ロス問題に詳しい流通経済研究所によると、2009年1月から2015年10月までの間に、1320品目の食品で、賞味期限が延長されています。食品ロス問題を担当する農林水産省食料産業局によれば、今後、587品目で賞味期限延長が検討されているようです（2016年6月　農林水産省食料産業局バイオマス循環資源課食品産業環境対策室発表「食品ロスの削減にむけて」より）。

一例として、2014年春から、インスタントラーメンのカップ麺では5カ月から6カ月に、袋麺は6カ月から8カ月に、賞味期限が延長されました。

日清食品や明星食品など、製麺メーカーを中心とする60社が加盟する業界団体の日本即席食品工業協会が、1年かけて包装技術の進歩を検証し、「1〜2カ月延長してもよい」との結論を出し、実施されたものです。日本即席食品工業協会は、「食品ロスの削減、防災備蓄食としての役割が高まる」と期待しています。

2016年1月には、キユーピー株式会社が、製造工程中の酸素レベルを下げることでマヨネーズの賞味期限を延長した、と報道されました。食品企業は、製法を変えるほか、パッケージ（包装材料や技術）を工夫し、高機能化することにより、賞味期限を延長する努力をしています。

④1日古いだけで納品が拒否される「日付後退品」問題

たとえば牛乳を買うとき、棚に並んでいるパックに印字された賞味期限（消費期限の場合もあります）を見て買う人がほとんどでしょう。少しでも新しいものをと、棚の奥へと手を伸ばしたことのある人も多いと思います。

では、ペットボトル飲料を買うとき、賞味期限を確認しますか。ほとんどの人はしないはずです。日持ちが短いなんて思わないですから。でも、よく見ると、ペットボトルのキャップ部分、もしくは本体には、賞味期限の日付が入っています。

食品メーカーは、受注や発注、生産管理のため、商品を、いつ、どこで作ったかという詳細情報を把握し、記録する必要があります。それと同時に、異物が混入するなどの、万一のリスク発生時に備えても、詳細情報を把握・記録する必要があります。何年何月何日、どこの工場で、どの製造ラインで、どの時間帯に、どの担当者が作ったか、などの情報があれば、その製造ロットをピンポイントに絞ってすぐに回収することが可能です。

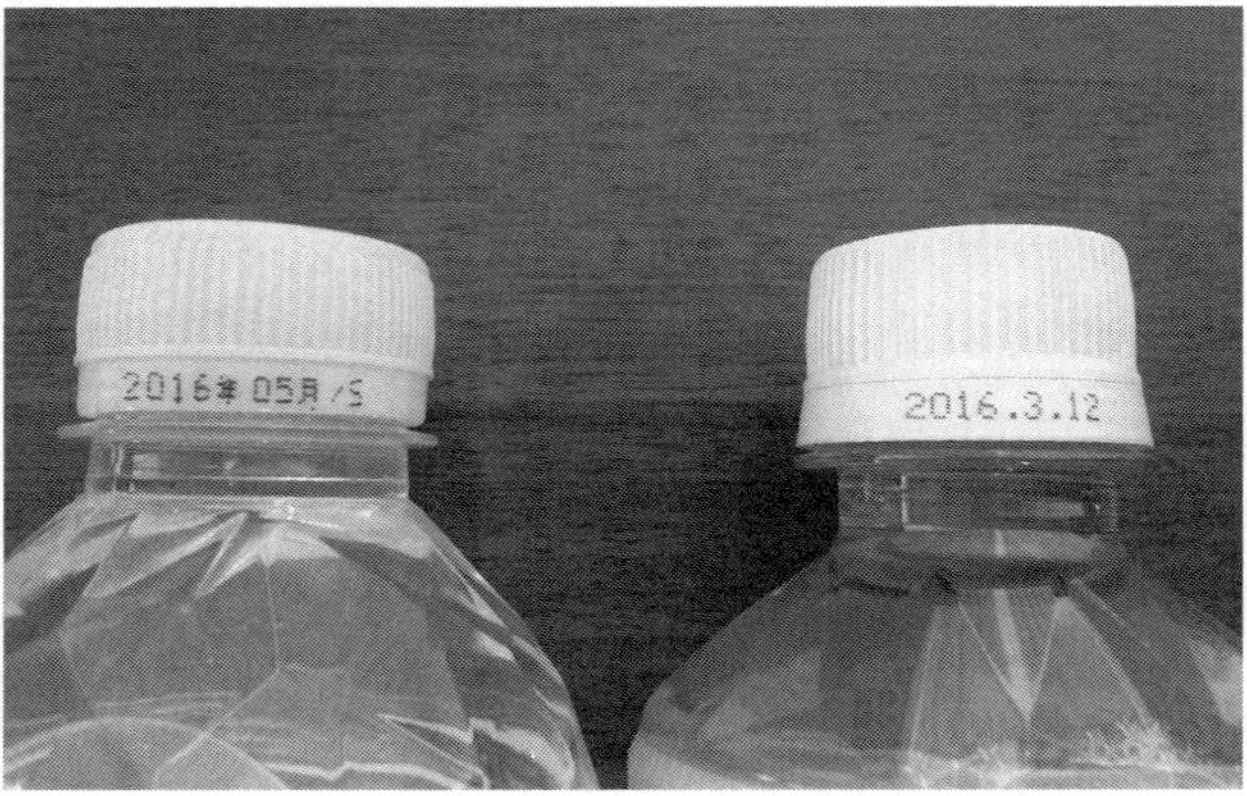

ペットボトル飲料のキャップに印字された賞味期限（左：年月表示、右：年月日表示）
●2015年 筆者撮影

ただ、商品に表示する賞味期限を、日付まで入った丁寧なものにしてしまうと、ある問題が生じます。それは、賞味期限の翌日からは、商品として流通できなくなってしまう、ということです。「２０１７年７月」と書いてあれば、その商品は２０１７年７月31日まで流通させることが可能です。おいしく食べられる「賞味期間」に、より幅を持たせることができます。他方、「２０１７年７月１日」と日付まで表示されていると、その商品は、７月２日にはもう「食品」として流通させることはできません。まだ十分に飲食できるにもかかわらず、場合によっては「ゴミ」扱いになってしまうわけです。

問題はそれだけではありません。

スーパーマーケットなどの小売店は、当日に納品した賞味期限の表示が、前日に納品した商品の賞味期限よりたとえ1日でも古いと、納品を拒否する場合があります。このような「日付の逆転」が起きた商品は、「日付後退品」と呼ばれます。納品する側は、「日付後退品」を出さないよう、商品を1日単位で管理しなければなりません。その結果、トラックが頻繁に動くことになり、CO²を必要以上に排出することになります。

たとえばコンビニエンスストアで買ったペットボトル飲料の賞味期限が、レジで前に並んだ人が取った製品より1日古かったとして、気にする人はどれぐらいいるでしょうか。そもそもペットボトル飲料を買うとき、賞味期限なんて見ていない人がほとんどではないでしょうか。

ただ、消費者レベルでは瑣末《さまつ》なことでも、ビジネスになるとそうはいかないのが、この「日付後退品（日付逆転）問題」なのです。

長い賞味期限のうち、たった1日にこだわるのは、本質からはずれたことだと思います。日持ちしない「消費期限」食品の「1日」違いは大きいですが、1年以上も賞味期限がある食品で、たった1日の違いを気にするあまり、メーカーからの納品を拒否し、トラックを頻繁に行き来させ、働く人の時間とコストを費やすことが、はたして必要でしょうか。

2016年8月時点での法律（消費者庁管轄「食品表示法」）では、「製造日から賞味期限までの期間が3カ月を超えるものについては、『年月』で表示すること」が認められています。

賞味期限が3カ月以上ある食品は、「年月」表示にしてもよいのです。ですが、現状では、そのような食品であっても、日付まで表示してある商品が存在します。

そして、そのような現状を変えようという動きもあります。

アサヒ飲料、伊藤園、キリンビバレッジ、サントリー食品インターナショナル、日本コカ・コーラの飲料メーカー大手5社は、2013年5月以降、国産のミネラルウォーターの大サイズ（2リットル）など、賞味期限が1年を超えるものについては、賞味期限を「年月表示」とし、業界内で標準化しました。

その後、2014年6月製造分からは、缶コーヒーやお茶など、小さいサイズのペットボトルや缶入り飲料についても、「年月表示」への切り替えを実施、もしくは検討しています。

流通経済研究所によれば、2009年1月から2015年10月までの間に、清涼飲料水だけでなく、醤油や菓子なども含めた324品目で、「年月日表示」から「年月表示」への切り替えがなされました。さらに2016年6月現在、今後107品目で「年月表示」への切り替えが予定されています。

（年月表示の場合、半端な日にちは切り捨てられ、前月表示となりますから、厳密には100パーセントロス削減とはいきません。ただ、月表示にすることで、日付後退品問題は改善されます）

今日からできること

＊スーパーやコンビニでペットボトル飲料を購入するとき、キャップやボトルにある賞味期限が、「年月日」表示か、「年月」表示かを見てみる。

＊3カ月以上日持ちしそうな食品が、年月日表示になっていたら、製造した企業に「なぜ日付まで入れているのか」と、理由を問い合わせてみる。

⑤「消費期限」は過ぎたら食べない、「賞味期限」は食べられる

食品に表示された期限には、「賞味期限」と「消費期限」の2種類があることを、ご存じですか。「賞味期限」と「消費期限」は、何が違うのでしょう。早めに食べないといけないのはどちらでしょう。

前にもお話しした通り、答えは「消費期限」です。

「消費期限（use-by date）」とは、食品表示法によれば「食品を摂取する際の安全性の判断に資する期限」です。農林水産省の「加工食品の表示に関するQ＆A」では、「定められた方法により保存した場合において、腐敗、変敗、その他の品質の劣化に伴い、安全性を欠くこととなるおそれがないと認められる期限を示す年月日」「開封前の状態で、定められた方法により保存すれば、食品衛生上の問題が生じないと認められるもの」「消費期限を過ぎた食品は食べないようにしてください」と説明されています。

「消費期限」は、お弁当やサンドウィッチなどの調理パン、お総菜、生菓子、生麵、食肉など、

日持ちがしない食品に表示されます。日付を過ぎると、急激に品質が劣化します。「消費期限」が表示されたものは、日付を守って食べることをお勧めします。

「消費しなければいけない」消費期限と違って、賞味期限は「おいしさの目安」です。

「賞味期限（best-before date）」とは、「未開封の状態で、定められた方法で保存した場合、期待されるすべての品質の保持が十分可能であると認められる期限を示す年月日」のことです（前出、農林水産省の加工食品の表示に関するQ＆Aによる）。スナック菓子、即席麺類、缶詰など、品質が長く持つ加工食品に表示されます。

「当該期限を過ぎた場合であっても、必ずしもすぐに食べられなくなるわけではありませんので、それぞれの食品が食べられるかどうかについては、消費者が個別に判断する必要があります」とあり、国は、食べられるかどうかを判断する責任を消費者にゆだねています。

「賞味期限」という用語に統一されたのは２００３年のことです。それまでは、食品衛生法の「品質保持期限」もしくはＪＡＳ法の「賞味期限」いずれかを使えばよい、とされていました。

賞味期限は、前にもお話しした通り、安全係数を掛けて、本来の期間より約2割前後、もしくはそれ以上短めに設定されていることが多くあります。購入してから、表示されている保存方法を守って保管していれば、多少、日にちが過ぎても食べることが可能です。賞味期限は「おいしさの目安」ですから、においを嗅《か》ぐ、目で見る、などの五感を使って、問題ないと判断できれば、食べて大丈夫なのです。

法律上、賞味期間が3カ月以上の食品については、賞味期限の日付表示を省略してもよいとされていることは、前項でお話ししました。にもかかわらず、メーカーが、賞味期限を年月日表示にしている商品があるのは、受注・発注業務や生産管理のためであり、異物混入などのとき、製造ロットを特定してすみやかに回収するというトレーサビリティ（追跡可能性）が一つの要因です。これも先にお話しした通りです。

2016年7月に開催された、メーカー（製）、中間流通・卸（配）、小売（販）の55社が参加する製・配・販連携協議会の総会では「賞味期限1年以上の商品を対象に年月表示化を推進する」という方針が固まりました。これは一つの進歩です。

ただ私は、「賞味期限1年以上」からもう一歩踏み込んで、3カ月以上賞味期間がある食品については、食品表示法にのっとって、表示を年月表示にすることを、ぜひ徹底してもらいたいと願っています。

賞味期限を年月表示にしても、製造日や製造時刻、製造ラインなどの詳細情報については、関係者だけがわかる「記号」にすれば、トレーサビリティは確保されます。実際、私が以前に勤めていた食品メーカーでは、そのようにしていました。

賞味期限はおいしさの目安であり、しかも、実際においしく食べられる期間より短めに設定されているという事情を知らない人が、日付が過ぎたらすぐに捨ててしまうという問題は、日本だけでなく、ドイツでも起きているそうです。２０１１年秋、ドイツの消費者保護省の女性大臣は記者会見をし、翌２０１２年、「捨てるには良過ぎる（独：Zu gut für die Tonne, 英：too good to throw away)」という国家的キャンペーンを実施しました。

日本でも、消費者庁や農林水産省、全国の自治体が、賞味期限と消費期限の違いについて、啓発活動を行っています。

ちなみに、賞味期限と消費期限は、農林物資の規格化等に関する法律（ＪＡＳ法）に基づく加工食品品質表示基準および食品衛生法施行規則で決められています。このＪＡＳ法のうち、食品表示に関する規定は、２０１５年４月１日、「食品表示法」に移管されました。「ＪＡＳ法」「食品衛生法」「健康増進法」のうち、食品表示に関する規定は、「食品表示法」として一つにまとめられました。

今日からできること

＊お弁当やお総菜、サンドウィッチなどに表示されている「消費期限」はきちんと守って食べ切る。

＊「賞味期限」を過ぎた食品はすぐに捨てずに、においを嗅ぐ、目で見るなど、まず五感を使って状態を確かめる。

⑥賞味期限より前に棚から撤去されてしまう「3分の1ルール」

食品業界の不思議なルール、「3分の1ルール」については、前にも少し触れました。賞味期間を3分の1ずつに区切って、最初の3分の1を「納品期限」、次の3分の1までを「販売期限」とするもので、法律ではなく、食品業界の商慣習です。

たとえば、賞味期間が6カ月の菓子であれば、メーカーや卸は、最初の3分の1、すなわち製造してから2カ月以内に、小売店に納品しなければなりません。それを過ぎてしまうと、多くの小売店に拒否され、納品することができないのです。

実際、私は、2015年の春、ある輸入食品企業の方から、「納品期限が過ぎて売れなくなってしまったので、引き取って、寄付やサンプリング（試供品として配布すること）に使ってもらえないか」という相談を受けました。私も「自宅の近くで配ります」と申し出て、1ケース24個入りの商品を20ケース、自宅に引き取りました。480個、重量にして100キログラム以上です。届いてみると、部屋の3分の1が占拠され、少し後悔しましたが……。

食品業界の「3分の1ルール」

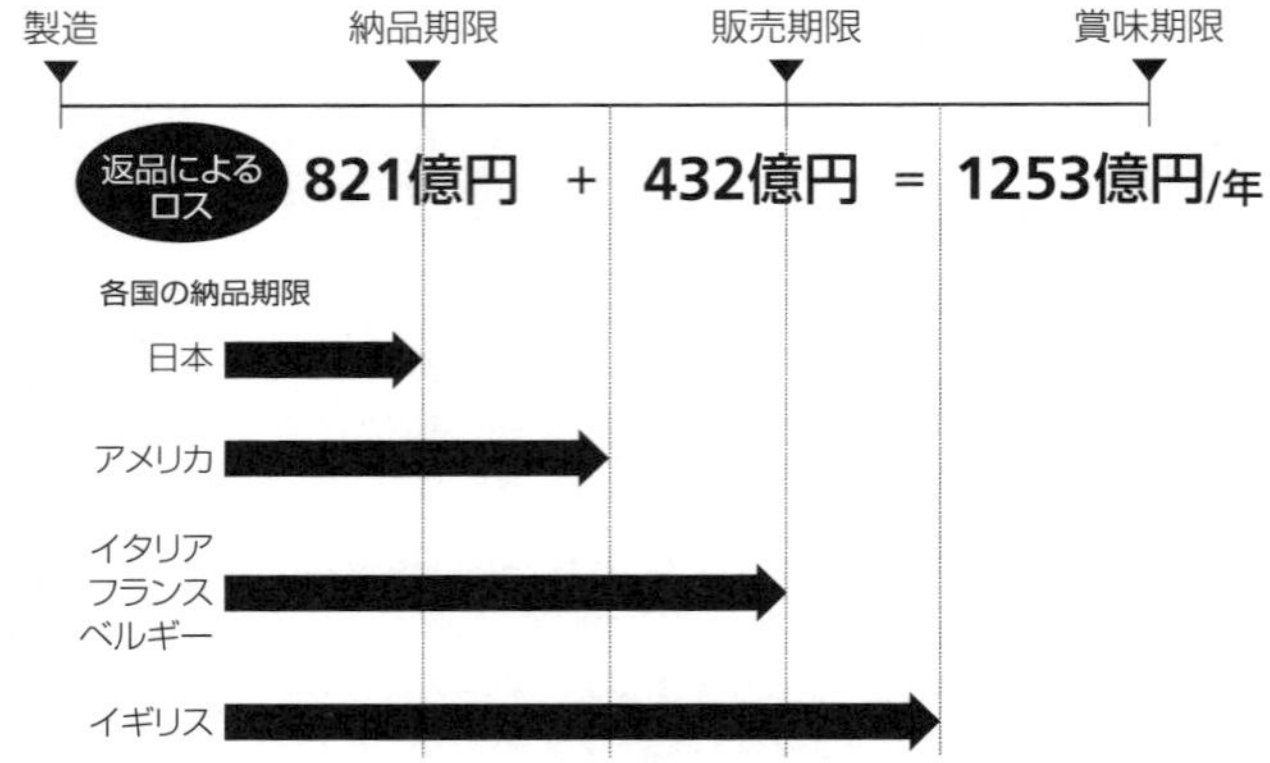

●H26年度流通経済研究所推計及び経産省による製・配・販連携協議会報告を基に著者作成

賞味期間が６カ月の場合、さらに製造から４カ月過ぎると、今度は販売期限が切れるので、賞味期間があと２カ月残っていても、商品棚から撤去されます。

グラフのように、諸外国では納品期限が日本より長く設定されています。たとえばアメリカでは賞味期間全体の２分の１、イタリア・フランス・ベルギーなどでは３分の２、イギリスでは４分の３となっており、メーカーにとってはそれだけゆとりが生まれます。

納品期限が設けてあるために、卸・小売からメーカーへ返品される額は年間８２１億円、販売期限のために小売から卸へ返品される額は年間４３２億円と推計されています。

一体なぜ、このようなルールが作られたの

でしょうか。

日経MJ（流通新聞）では、全国で展開するある広域量販店（全国にチェーン店を持つスーパーマーケットのこと）が1990年代に制定し、ほかの小売店がそれに追随したと書かれていました（2012年11月9日付）。店側としては、賞味期限の切れた商品を棚に放置しておくと、お客さんからのクレームのもとになるので、早めに撤去しておいたほうがいいと考えたのだと推察されます。

2011年9月、私は14年5カ月勤めた食品メーカーを退職し、その後、フードバンクの広報業務を依頼されて請け負い、農林水産省補助事業の「全国フードバンク調査」に携わりました。全国のフードバンクと小売店やメーカーを訪問し、現状を調査し、報告書にまとめる、というものです。

首都圏から離れた、西日本のある都市の小売店を訪問したとき、この「3分の1ルール」について、面会してくれた経営陣の方々に、もう少し融通がきかせられないのかと尋ねました。返ってきた答えは、「個別対応は難しい」というものでした。

同じ「加工食品」でも、1週間くらいの賞味期限のものと、3年間の賞味期限の缶詰とでは、賞味期間の長さが格段に違います。それらを一律に扱うのは、私としては納得がいきません。でも、管理する側にとっては、一括管理したほうがラクで、「効率化」が図れるわけです。

そして、個々の企業が「効率化」を過剰に追い求めた結果、大量の食品ロスという、大きな不合理が生まれているのです。

2012年6月1日と4日に放映された、NHKの「特報首都圏」では、当時勤めていたフードバンクが取材を受けました。その際、企業から寄付された大量の食品が積まれる倉庫をバックにして、「実は、食品業界には、〝3分の1ルール〟という商慣習があるんです」と発言しました。

このときは、食品メーカーの方から、「よく言ってくださった」と喜ばれました。「3分の1ルール」に泣いているメーカーの担当者は多いのですが、何か言うと小売店から目をつけられるということで、決して表立って発言することはできません。

食品メーカーの広報室長時代、私もそうでした。個人では「もったいない」と思っていても、ひとたびそれを公の場で発言すれば、個人の考えではなく「会社」を代表しての意見と見なされ、小売店からよく思われないだろうと考え、発言を控えることがたびたびでした。小売店から競合メーカーと差し替えられ、販売チャンスを失うリスクがあるからです。会社を辞めた今思うと、そういう人（会社の看板を背負い、率直にモノ申すことができない人）が多いことが、なおさら日本の食品ロスを生み出していることを痛感します。

番組から1カ月後の2012年7月には、農林水産省・消費者庁・環境省・内閣府の4府省庁が連携して、「食品ロス」に取り組むことが決まりました。突然決まったことではなく、農林水産省は、それまでも、食品ロスを出さないための様々な検討をしてきていたのですが、ちょうど私の発言と重なったのは、驚きでした。

3カ月後の2012年10月3日には、農林水産省と流通経済研究所、食品業界の製・配・販（製造・配送・販売）が横断的にチームとなり、3分の1ルールを始めとする商慣習を改善していく目的の「食品ロス削減のための商慣習検討ワーキングチーム」が立ち上がりました。この日は、勤務先のフードバンクに、テレビ局数社と全国紙が一度に取材に押しかけ、対応が大変でした。

その後、2012年度、2013年度、2014年度、2015年度と4年連続でワーキングチームの検討が続き、納品期限を賞味期間の3分の1から2分の1に延長する実証実験も実施されました。菓子と飲料に関して、35企業が納品期限を3分の1から2分の1に延長した結果、日本全国では87億円相当のロスをなくすことが可能であると試算されました。これは企業から出る食品ロスのうちの、1〜1・4％に相当します。この結果をふまえて、納品期限を延長したスーパー・コンビニも11企業あります（2014〜2016年度）。

今日からできること

＊賞味期限の手前に「販売期限」があるということを、家族や友達に話してみる。

⑦賞味期限の切れた頃が一番おいしいものもある!?

ある発酵食品のメーカーの方が、「実は賞味期限の切れた頃が熟成して一番おいしいんですよね」「でも、こんなこと、お客さんには絶対言えませんけどね」と話してくれました。

そこで発酵食品の一つ、納豆について調べてみました。納豆の賞味期限は1週間から10日と設定されています（徳江千代子監修『賞味期限がわかる本』宝島社）。

全国納豆協同組合連合会・納豆PRセンターの公式サイト「納豆Q＆A」に「納豆の食べ頃はいつですか」という質問があり、次のような答えが掲載されています。

納豆は、1日～7日くらいが食べ頃です。現在では流通システムが整っているため、室（発酵後、熟成のために保管する冷蔵室）から出た当日か翌日には店頭に並んでいます。そのため、購入から一両日中くらいが一番おいしく、そのままにしておくと発酵が進んで味に深みがつきます。納豆は古くなると、水に溶けないアミノ酸の結晶が出てきます。それは食べてもいっこうさしつかえありません。粒が舌にさわりますが、これは水に溶けにくい一部のアミノ酸ですから気にすることはないのです。

日本には、初物・生ものなど、新しいものをありがたがる風潮があります。また、「食品は新しければ新しいほどいい」と考え、近所にスーパーマーケットやコンビニエンスストアがある場合、毎日、買い物に行く人も少なくないのではないでしょうか。

もちろん食品によっては、新しければ新しいほど、品質や味がよいものもあるでしょう。でも、マグロは、獲れたてより、少し寝かせるプロセスを経たほうが、おいしくなると言います。肉も、死後硬直の期間を超えてからのほうが、やわらかく、おいしくなります。煮物やカレーは、時間を置いてこそ、味がしみてきます。缶詰は賞味期間が3年間なので、作ってすぐより、ある程度、日にちが経過したほうが味がしみておいしくなるように、そもそも設計されているそうです。

また手延べそうめんの食べ頃は、作ってすぐではなく、作ってから2〜3年だそうです（1717年に創業した株式会社三輪そうめん山本ホームページより）。高温多湿の梅雨を越すと、そうめんは蔵の中で一種の高温発酵をします。これを「厄《やく》」と呼びます。「厄」を越したそうめんは、コシが強く、ゆでたときにのびにくく、食感がよくなるのだそうです。そうめんの「古物《ひねもの》」とは、

2回目の梅雨を越す（製造から2年目を迎える）そうめん、「大古物《おおひねもの》」は3回目の梅雨を越すそうめんを指します。

最近は「熟成」食品が注目を浴びています。「熟成肉」だけでなく、魚の刺身も1〜2週間熟成させたほうが、味が濃厚になっておいしいということで、「熟成鮨屋」が開店しています。肉・魚のほかにも、果実や茶、ワイン、日本酒、泡盛、味噌、酢、魚醤、マカロン、ケーキなど、熟成食品が次々登場しています。

食品は、新しければ新しいほどいいわけではないという理解が、日本人の間でも浸透してきたのでしょうか。

今日からできること

＊スーパーやコンビニで、賞味期限の迫った発酵食品があって割引シールが貼られていたら、買ってみる。

⑧消費者のゼロリスク志向が賞味期限を短くさせている

3・11の東日本大震災後、科学ライターの松永和紀さんの、食品の安全性と放射性物質についての講演を聞く機会がありました。印象的だったのは、一般の人と、食の専門家とで、放射性物質に対する捉え方が違うということです。松永さんいわく、一般の人は「食べ物は真っ白な状態であるべき」という捉え方をしている、すなわち、放射性物質だろうが何だろうが、「食べ物には一点の汚点もあってはならない」と望んでいる、ということです。

一方、食の専門家は、食品は、元来リスクだらけであると捉えています。たとえば、物理的なリスクとしては、窒息があります。毎年、正月になると、餅をのどに詰まらせて亡くなる高齢の方が必ずいます。実は、一時期、問題となった「こんにゃくゼリー」より、餅のほうが、数値上はのどに詰まらせるリスクが高いのです。内閣府食品安全委員会の調査結果によると、窒息事故の頻度の高さを表す数値は、こんにゃくゼリーの0・14〜0・33に対し、餅は6・8〜7・6と、数十倍高くなっています。

物理的なリスクのほか、化学的なリスクもあります。たとえば、食品添加物や農薬、汚染物質、天然の有害物質など。

さらに、病原性微生物やウイルスなど、生物学的リスクもあります。

食の専門家は、このように食品はそもそもリスクを多く含んでおり、放射性物質も、one of them（その中の一つ）に過ぎないと認識している、ということです。

松永さんは、「リスク＝ハザード（有害性）×摂取量」と言います。私も常々、日本では、量の概念が抜け落ちて食が語られることが多いと話しています。

「何を食べると痩せる」「何を食べると若々しくなる」「何を食べると代謝がよくなる」などと言われる場合、「何」以上に重要なのは、その摂取量です。ですが、多くの人は、たとえばバケツ一杯分くらいとらないと効果を発揮しない場合であっても、「何」のほうにこだわります。

逆に、「何」はとらないほうがよい、と言われる場合であっても、摂取量が微量であれば、あるいは摂取頻度が頻繁でなければ、リスクは小さくなります。食品添加物などはその一例です。

日本の消費者は、そもそも食品にはあり得ない「ゼロリスク」を求める人たち、と言うことができるかもしれません。

海外では、家庭で余っている食品を持ち寄って、困窮者に提供する「フードドライブ」という取り組みがあります。米国では、毎年5月の第2土曜日あたりに、家庭で余っている食品をスーパーの袋のようなものに入れて玄関先などに置いておくと、郵便局の人が、本業のついでに回収してくれる「Stamp Out Hunger（貧困撲滅）」という取り組みがあります（第5章で後述）。

また、スーパーマーケットの片隅やフィットネスクラブ、公民館や学校、市役所にボックスが設置されるケースもあります。そこを訪れる人は、家庭で余っている食品をボックスに投入していきます。いっぱいになれば、フードバンクが引き取って、困窮者に分配します。欧米や韓国のほか、日本でも行われています。

私も、埼玉県川口市で主宰している「食品ロス削減検討チーム川口」で、年に2回ほど、フードドライブを実施しています。1回目は2015年12月に実施し、市民の方から130キログラムの食品を集め、市内の母子支援施設にお届けすることができました。2回目は2016年6月に実施し、市民の方から104キログラムの食料を集め、市内の母子支援施設および学習支援施設にお渡ししました。

このような取り組みについてお話しすると、「企業ならともかく、個人から食品をもらうなんてあぶない……」「何か異物を入れられたらどうするんだ！」などという、否定的な意見が必ず出ます。

米国やカナダには、人が善意で行った行動で、万一意図せざる事故が起きた場合、責任を問わない、免責制度があります。新約聖書（ルカによる福音書 第10章25節から37節）の言葉をとって「善きサマリア人《びと》の法」と呼びます。

同様の法律は韓国など他の国にもありますが、日本にはありません。私が把握する限り、2016年の現時点で、フードバンクを通しての寄付食品による事故は、日本で発生してはいません。そういったことを説明すると、納得し、賛成してくれる人も多いのですが、それでも、日本では他国と比べて、過剰にリスクを恐れる傾向があることは感じます。

企業が賞味期限を短めに設定するのも、出荷後の保存の環境を配慮してのこともありますが、何にでもクレームをつける人が増えてきていることが背景にあるのではないでしょうか。

ある加工食品は、保存している過程で、自然現象による色や香りの変化が起こります。これは、決して体に害があるわけではないのですが、このことを知らない若い主婦からのクレームが相次いだため、せっかく2年に延ばしていた賞味期限を、また縮めて1年半に戻してしまったそうです。もったいないことです。

日本は、食品ではあり得ない「ゼロリスク」を求める国で、まず「リスク回避」することに頭が回ります。食品は、人の命や健康に関わります。いったん事故が起これば、商品回収などで莫大な損失を被るわけですから、製造者責任を負う食品メーカーとしては、しごく当然の考え方です。でも、消費者の反応を過剰に気にするあまり、本来防げるはずの無駄が起こってしまっているように思うのです。

⑨賞味期限に依存しきるのはお金を捨てるのと同じ

文章表現・コミュニケーションインストラクターの山田ズーニーさんは、著書の中でこのように述べています。

自分の頭でものを考えるとは、常に「揺らぎ」続けることでもある。絶対というものを持たず、不安定なまま、自分の内面、まわりの人間や状況に応じて、その場で、できる限りのベストな判断をしていこうとすることだ。ところが、これは、なかなかしんどい作業だ。だから、揺らぎを止めて、ゆるぎないものにどかんと腰を下ろして安心したくなる。それが「思考停止のポイント」だ。

（『伝わる・揺さぶる！文章を書く』PHP新書）

私は、賞味期限とは、まさにこの「ゆるぎないもの」のことではないかと思います。

ここまで強調してきたように、「賞味期限」は「おいしさの目安」です。

食品メーカーのお問い合わせ窓口には、「賞味期限を過ぎたけれどまだ食べられますか」という問い合わせがよく来ます。とくに増えるのが大掃除の時期、年末です。この時期にたまった食材を整理する人が増えるのでしょう。

企業のお客様窓口では、商品の基本的な性質は説明できますが、個別の商品がどのような環境下（温度・湿度・直射日光を受けるか否かなど）で保存されていたのかまで細かく把握することはできません。そのため、賞味期限は、あくまで目安であること、したがって、お客様の五感で個別に判断してほしい、と答えることしかできません。

野菜や果物、自分で料理したものであれば、においを嗅ぎ、目で見て、味見をし、自分で判断して食べたり飲んだりしているのに、企業が工業生産したものになると、とたんに「人任せ」にして「思考停止」状態になっているのではないでしょうか。

まだ食べられるものを捨てるとは、お金を捨てることでもあります。

メーカーが決めてくれた賞味期限によりかかって思考停止するのをやめて、自分の食べるものについて、自分で判断する姿勢を大切にしてほしいと思います。

第2章 「これ食べられる?」を自分で判断する8つのポイント

⑩免疫力の弱い人、健康状態が優れないとき、は要注意

体調が優れないとき、普段ならなんでもない食べ物や飲み物で、おなかをこわしてしまったり、よけいに具合が悪くなったりしたことはありませんか。

同じものを食べても、消費期限が過ぎたものを食べても、なんともない人もいれば、具合が悪くなる人もいます。旅行やイベントなど、大人数の集団が同じものを食べて食中毒が発生する場合も、発症する人とそうでない人がいます。

2011年4月下旬には、神奈川県・富山県・福井県などの焼肉チェーン店で生肉（ユッケ）を食べた人のうち、180名以上が嘔吐《おうと》や下痢の症状を訴え、5名が亡くなった事件がありました。腸管出血性大腸菌O《オー》111による食中毒でした。亡くなった方のほとんどが、子どもと高齢者でした。

同じものを食べても、食中毒を発症する人としない人がいるのは、人によって免疫力（抵抗力）が違うからです。免疫力とは、病気やウイルス、あるいは体内で生まれるがん細胞などに

対抗できる力のことを指します。

免疫力は、年齢によっても異なります。子どもは、免疫機能が発達する途上にあります。赤ちゃんや乳幼児は、食べ物の「消費期限」には十分に留意し、「賞味期限」にも注意して食べさせましょう。高齢の方も、体力が低下し、免疫力も落ちている場合があるので、子ども同様、気をつけます。市販のベビーフードや介護食なども、食品添加物を使っていないものは、賞味期限が短めに設定されています。

同じ人でも、免疫力が落ちていると、食べ物の影響を受けやすくなります。よく眠ることができていないとき、勉強や仕事が忙しいとき、疲れているとき、風邪をひいているとき、ちゃんと食事をとることができていないとき、などは免疫力が落ちています。ストレスがたまっているときも同様です。「少し具合が悪いかな」と思うときには、とくに、生ものなどには注意しましょう。

⑪すべての食品を怖がる必要はない

次に紹介するのは、政府広報オンラインや厚生労働省のホームページに掲載されている、家庭で食中毒を防ぐ6つのポイントです。これを見ていくと、食品を食べられるかどうか自分で判断するために、何に注意すればいいのかがよくわかります。

(1)買い物

・消費期限を確認する
・肉や魚などの生鮮食品や冷凍食品は最後に買う
・肉や魚などは汁が他の食品に付かないように分けてビニール袋に入れる
・寄り道をしないで、すぐに帰る

「消費期限を確認する」と、日持ちの短い「消費期限」に限定し、「賞味期限」とは言っていません。言いかえれば、「賞味期限が過ぎても、すぐに処分しなくてよいのだ」ということがわかります。食中毒を防ぐ上で、「賞味期限」も注意ポイントであれば、政府が文言を抜かすはずがないからです。

(2)家庭での保存

・冷蔵や冷凍の必要な食品は、持ち帰ったらすぐに冷蔵庫や冷凍庫に保管する
・肉や魚はビニール袋や容器に入れ、他の食品に肉汁などがかからないようにする
・肉、魚、卵などを取り扱うときは、取り扱う前と後に必ず手指を洗う
・冷蔵庫は10度以下、冷凍庫はマイナス15度以下に保つ
・冷蔵庫や冷凍庫に詰めすぎない（詰めすぎると冷気の循環が悪くなる）

生鮮食品や冷凍食品をカゴに入れたまま店内をうろうろしないこと、お店を出てからも時間を費やさないことが、（1）に書かれていました。家に到着してからも、すぐに冷凍庫や冷蔵庫へしまうことが、鮮度と品質を保ち、食中毒を防ぐポイントであるとわかります。

(3)下準備

・調理の前に石けんで丁寧に手を洗う

・野菜などの食材を流水できれいに洗う（カット野菜もよく洗う）
・生肉や魚などの汁が、果物やサラダなど生で食べるものや調理の済んだものにかからないようにする
・生肉や魚、卵を触ったら手を洗う
・包丁やまな板は肉用、魚用、野菜用と、別々にそろえて使い分けると安全
・冷凍食品の解凍は冷蔵庫や電子レンジを利用し、自然解凍は避ける
・冷凍食品は使う分だけ解凍し、冷凍や解凍を繰り返さない
・使用後のふきんやタオルは熱湯で煮沸した後しっかり乾燥させる
・使用後の調理器具は洗った後、熱湯をかけて殺菌する（とくに生肉や魚を切ったまな板や包丁）。台所用殺菌剤の使用も効果的

こうして見てくると、注意すべきは、生もの（野菜、肉、魚、卵）や、タンパク質が豊富な食品、冷蔵・冷凍もの……ということがわかってきませんか。すべての食べ物に対して食中毒の発生を怖がるのではなく、気をつけるポイントが伝わってきます。

(4)調理

・調理の前に手を洗う
・肉や魚は十分に加熱。中心部を75度1分間以上の加熱が目安

(5)食事

・食べる前に石けんで手を洗う
・清潔な食器を使う
・作った料理は、長時間、室温に放置しない

これも、多くの方が守っていることでしょう。最後の「作った料理は、長時間、室温に放置しない」。私は夏以外、ガスコンロの上に放置してしまうことがあります。とくに煮物など。味がしみ込むのは、火にかけているときより、火を止めて冷ましているときなので、つい置きっぱなしにしたくなります。ですが、煮物やカレーなどを鍋のままで常温に放置しておくと食中毒の原因になります。調理後、冷めた後は冷蔵庫に保管しましょう。

(6)残った食品

・残った食品を扱う前にも手を洗う

・清潔な容器に保存する
・温め直すときも十分に加熱
・時間が経ちすぎたものは思い切って捨てる
・ちょっとでもあやしいと思ったら食べずに捨てる

ここで「食品」と言っているのは「家庭で調理した食品」のことでしょう。これについては、早めに食べ切り、食べ切れなかったら思い切って捨てるということ。加工食品の賞味期限については別の話です。

⑫店頭で直射日光を浴びていたものは買わない

店頭に食料品を積んで販売している店があります。直射日光が当たっている店頭もよく見かけます。私が実際に見かけた中では、弁当屋、菓子屋、ドラッグストア、バラエティグッズストアなどがありました。中でもびっくりしたのは、品質が劣化しやすいサンドウィッチを屋外に出し、直射日光をもろに浴びせて販売している弁当店です。

もちろん、これらの業種業態のすべてが問題ではなく、きちんと管理して販売している店が大半でしょう。が、晴天の日、照りつける太陽の光をそのまま浴びている食品を目にすると、元食品メーカー勤務としては、「ああ!」と残念に思います。基本的な食品管理の知識すらない人が、食品を販売できる現状。

また、食料品を景品として提供しているところでも、直射日光が当たっているケースがありました。携帯電話の申込者に抽選であたる賞品として、カップラーメンやペットボトル飲料などの食料品が炎天下に置かれていたのです。

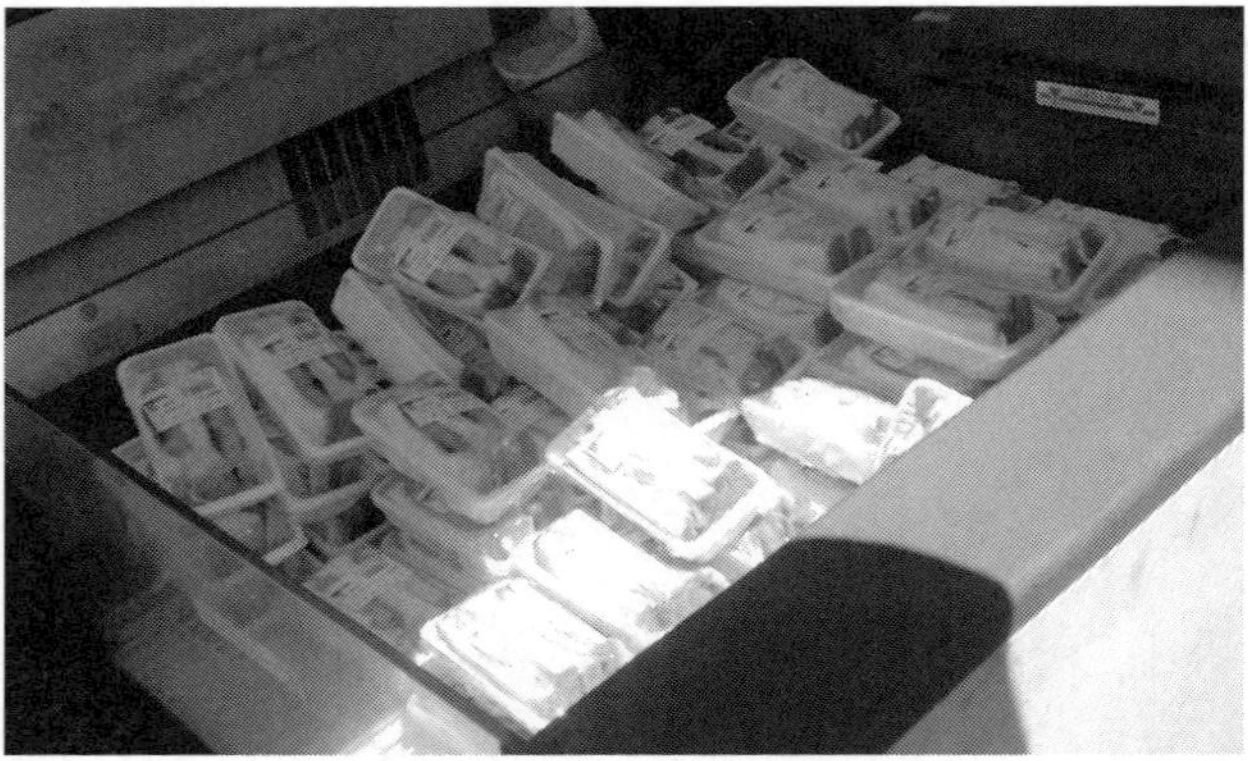

とある弁当店の店頭（30度を超える8月初旬、屋外に置かれたサンドウィッチに直射日光が当たって販売されている）●2016年 筆者撮影

食品の賞味期限は、「直射日光を避ける」「高温高湿のところに置かない」という前提で設定されることがほとんどです。長く直射日光を浴びると、たとえ未開封でも、食品中の原材料に含まれる脂質が酸化します。そういう食品は、開封したとたんに油のまわったようなにおいがするのでわかります。店先に大量陳列してあると、たしかに、通りすがりの人の目にもとまりやすく、目立ちます。ただ、品質保持の観点からすると、最悪です。そのような店で食品を購入するのは、やめましょう。

直射日光を避けて保管する必要があるのは家庭や飲食店も同じです。日の当たる場所だけでなく、ガスコンロや暖房器具の近くなど、高温になる場所も避けましょう。

消費者である私たちが払うお金で、店の経営が成り立っています。「こういう売り方はよくない」と思ったら、その店の商品を買わないのが一番です。逆に、よいと思った店や商品は、日頃から買うことによって、店や会社を支えていきましょう。

⑬外食でも家庭でも「生もの」は要注意

「生《なま》」は、心惹《ひ》かれるキーワードです。生ビール、生酒、生牡蠣《がき》、生ハム、生ウニ、生湯葉、生春巻き、生チョコレート、生カステラ、生キャラメル……「生」とつくと、おいしさが一段アップするように感じられるのはなぜでしょう。

でも、加熱調理せずに食べる「生もの」は、最も食中毒の原因になりやすい食品でもあります。細菌やウイルス、寄生虫などが生きている可能性が高いからです。

先に触れた2011年のユッケ集団食中毒事件後、ユッケやレバ刺など生食用牛肉の販売・提供が禁止され、さらに、豚肉についても生食が禁止されるに至りました。

ですが、今度は、鶏の生肉を原因とする食中毒事件が起きました。2016年4月28日から5月8日にかけて、東京都で開催された「肉フェスTOKYO2016春」と、福岡市で開催された「肉フェスFUKUOKA2016春」で、157名に食中毒が発生したと報道されたのです。

調査した東京都江東区保健所、および福岡市中央区保健福祉センターによれば、「ハーブチキンささみ寿司」もしくは「鶏むね肉のたたき寿司」の一部商品から、カンピロバクター菌が発見されたそうです。

カンピロバクター菌は、十分に調理・加熱をしていない生肉とくに鶏肉、生野菜、飲料水などから発見されやすい菌です。潜伏期間が1〜7日。症状としては、腹痛、下痢、嘔吐、発熱など。カンピロバクター菌による食中毒の発生状況を見てみると、２０１２年には２６６件（患者数：１８３４名、全体の患者数の約７％）、２０１３年には２２７件（患者数：１５５１名、全体の患者数の約７％）、２０１４年には３０６件（患者数１８９３名、全体の患者数の約10％）となっています（厚生労働省「食中毒発生事例」「食中毒発生状況」による）。

鶏肉の場合、カンピロバクター菌のほかにも、卵にも付着するサルモネラ菌が付着している可能性があります。

これを受けて、主催者であるFood Nations実行委員会事務局は、その後も各地で開催が予定されていた肉フェスツアーをすべて中止しました。

イベント会場では、たくさんの人が殺到し、お客様を待たせている状況の中、短時間で飲食物を提供しようとするため、家庭での調理とは違って、生肉でなくても、加熱が十分ではない場合があるでしょう。また、イベントでは、アルバイトやボランティアなど、食品の取り扱いに関する知識や情報のない素人も、飲食物の提供者側に立つことがあります。

不可抗力の部分があるとはいえ、たくさんの人が集まるイベントでは、少なくとも「生ものはできるだけ食べない」ことが、食中毒予防の上で重要と考えます。

食中毒の原因となる菌やウイルスには、たとえば次のようなものがあります。

・カンピロバクター……十分に加熱していない鶏肉、生野菜など
・サルモネラ菌……十分に加熱していない肉・魚・卵、保菌者および保菌動物の糞便、下水、河川水、複合調理食品
・腸炎ビブリオ菌……生の魚介類、折詰弁当、漬け物など
・腸管出血性大腸菌……十分に加熱していない肉や水、洗っていない野菜、家畜とくに牛、汚染された食品、保菌者、水
・ノロウイルス……生牡蠣など十分に加熱していない貝類、保菌者、汚染物
・E型肝炎ウイルス……十分に加熱していない豚肉やレバー
・黄色ブドウ球菌……穀類およびその加工品、複合調理食品、菓子類、魚介類など
・ボツリヌス菌……飯《い》寿司、ハム、ソーセージ、缶詰など

加熱することで、ほとんどの細菌やウイルス、寄生虫などは死滅します。

食中毒の原因となる細菌は、ある一定の温度でよく繁殖します。30度から37度ぐらいが細菌の好む温度帯ですが、菌の種類によって異なります。ノロウイルスなどは冬場に流行《はや》るため、冬だからといって油断はできません。ただし、食中毒にとくに気をつけなければいけないのは、春先から梅雨、夏場にかけての季節です。気温が上がってくるためです。

生ものには十分過ぎるくらい注意しましょう。

⑭「タンパク質」は栄養豊富な分、腐敗もしやすい

生もの同様、タンパク質が豊富に含まれている食品にも注意が必要です。タンパク質が豊富であるとは、同時に細菌にとっての栄養分をたくさん含んでいる、ということになるからです。「腐敗」とは、食べ物の中に含まれている有機物が、細菌などの微生物によって分解されることを指します。ちなみに有機物には、タンパク質やアミノ酸のほか、炭水化物や脂質も含まれます。

前掲の『賞味期限がわかる本』に「賞味期限について200人に聞いてみました」というアンケート調査結果があります。「賞味期限のことでよく悩む食材はなんですか」という質問に対して、最も多かった回答5つが挙げられています。さて、何でしょう。

5位　ヨーグルト
4位　納豆

3位　精肉
2位　牛乳
1位　卵

という結果でした。

こうして見てみると、すべてタンパク質の豊富な食材ばかりです。

第1章で述べた通り、1位の卵は「採卵後16〜57日」が生で食べられる期間です。夏は採卵後16日、春秋は採卵後25日、冬は採卵後57日。ただし、割ってしまったらすぐです。この賞味期限を過ぎたら、早めに調理・加熱して食べること。第1章で述べたように、卵のパックにもそう書いてあります。

2位の牛乳は「10度以下で冷蔵保存し、賞味期限日まで」とのこと。賞味期限は、短めに設定してあるとはいえ、あくまで「未開封の場合」です。開封してしまったら、賞味期限前でも、早めに飲み切りましょう。

一般的に広く流通している牛乳は、高い温度で殺菌した「超高温殺菌牛乳」です。こちらは比較的日持ちするため、「賞味期限」表示が使われます。一方、低い温度で殺菌されている低温殺菌牛乳は日持ちが短いため、「消費期限」表示が使われます。

3位の精肉は、鶏肉が最も傷みやすく、次いで豚肉、牛肉と続きます。水分を多く含むほど持ちが悪いので、このような順番になります。

また、空気に触れるほど酸化しやすいので、ひき肉が最も傷みやすく、次がスライスした肉、最後がブロック肉。肉団子やハンバーグ、焼き餃子など、ひき肉料理はとくに火をよく通しましょう。

買ってきた肉をすぐ使わないときは、冷凍保存が基本です。買ってきたままのトレーからは出し、ラップでくるみ直して保存します。急速に冷凍したほうが、またできるだけ空気に触れないようにしたほうが、品質が長く保たれます。市販のトレーは熱伝導が遅く、冷凍するまでに時間がかかります。

2016年3月14日に放送されたNHK「あさイチ」では、少し余裕を持たせてラップでくるむやり方を紹介していました。ラップをキッチリとではなく、ふわりと余裕を持たせてくるむことにより、外の気温の変化を受けにくくなり、中の品質が保たれやすくなります。冷凍すると、2〜3週間は保存できます。

4位の納豆は、全国納豆協同組合連合会によれば「購入後2週間」だそうです。私が納豆メーカーの方に聞いた話では、もっと長かったですけどね。冷凍すれば、3カ月は保存できると伺《うかが》いました。

5位のヨーグルトは、「カップヨーグルトは開封後食べきり」「プレーンヨーグルトは開封後2〜3日」です。

ここに挙げられている食品の他、魚介類や貝類、納豆と同じく大豆の加工食品である豆腐、生クリームなど乳製品を使っている洋菓子類、肉や魚の加工品（ハム・ソーセージ・ベーコンなど）も要注意です。

食品ロス削減のための商慣習検討ワーキングチーム（農林水産省補助事業）では、いわゆる日販品と言われる、日持ちのしない食品の中でも、納豆、豆腐、牛乳・乳製品、パン、洋菓子、魚肉加工品について、どのくらいの食品ロスが発生しているか、調査を行いました。

全体では2万5100トン（101億円分）のロスが発生（公益財団法人流通経済研究所調べ。農林水産省食料産業局2016年6月発表資料『食品ロスの削減に向けて〜食べものに、もったいないを、もういちど。〜』による）。内訳は、食品メーカーで6500トン（約25億円分）、残り1万8600トン（約76億円分）がスーパーマーケットの店頭で発生していました。店頭での廃棄率はパン0・61%、豆腐0・75%、牛乳0・24%、納豆0・5%、ヨーグルト0・38%、洋菓子0・92%、魚肉加工品0・69%でした。タンパク質を多く含む「足が早い」食品の廃棄率が高くなっています。

⑮スルメもカビる！水分量15%ラインを知っておく

フィットネスクラブでたまたま耳にした、60〜70代の女性の会話です。

「うちもだめなのよ〜。賞味期限なんて、あんなの目安だと思うんだけど」「うちもそうなのよ〜。ほら、わさびのチューブとか？　あんなのなんて、ちょっと過ぎたからっていいじゃないのよ、ね〜？」

配偶者の男性が、賞味期限が1日でも過ぎていると食べるのを許さない、という愚痴でした。一概に、すべての男性が「賞味期限に厳しい」とは言えませんが、家族の中でも、男性のほうが厳しく、1日たりとも過ぎたら許さない、とか、夫が冷蔵庫を厳しくチェックするので困る、などの声はよく聞きます。

薬味チューブはどのくらい日持ちするのでしょうか。

前掲の『賞味期限がわかる本』によれば、賞味期間は8カ月間、開封してからは1カ月だそうです（メーカー「金印」の回答による）。

生もの、タンパク質が多いものに加えて、水分を多く含むものも要注意です。細菌は、水に溶けている栄養素を分解して摂取するので、水分のないところでは増殖することができません。逆に言えば、食品の水分含有量を減らすことで、食中毒の原因となる細菌や微生物が増えるのを防ぐことができます。

カビは、厳密に言うと、カビの種類によって異なるのですが、おおむね、水分量が10％以下だと発生しません。15％を超えると発生します。

以前勤めていた食品メーカーでは、シリアルを製造していました。入社後の5年間、広報と栄養関連とお客様対応の3つの業務を、室長と2名で兼任していました。

その際、とうもろこしの胚芽が入ったフレークで色がついているものを、カビだと誤解したお客様からの問い合わせを受けたことがあります。

コーンフレークは、水分量が4・5％前後です（食品成分表〈七訂〉による）。ですから、外から水分が入らない限り、カビが生えることはありません。

カビが発生する水分量の目安と、主だった食品の水分含有量を知っておくことで、「これはカビかも」「これはカビではない」と、自分である程度判断することができます。

冒頭の会話に登場した薬味チューブの水分量についても調べてみました。

練りからしは31・7%、練りマスタードは65・7%、粒入りマスタードは57・2%、練りわさびは39・8%。からしもわさびも、思ったより水分量がありました。

東京都健康安全研究センター微生物部食品微生物研究科が1987年から2002年までの16年間に取り扱った、食品のカビ発生苦情562事例によれば、菓子類が184件（和菓子99件、洋菓子85件）と最も多かったそうです。続いて多かったものは、以下の通りです。

嗜好飲料144件（茶飲料53件、ミネラルウォーター35件、ジュース27件、炭酸飲料11件、アルコール飲料5件、コーヒー3件、その他10件）
穀類59件（米20件、パン12件、麺類8件、米飯7件、餅7件、寿司5件）
水産物40件（乾燥品11件、練り製品10件、生鮮品4件、佃煮3件、海藻3件、その他9件）
果実33件（乾燥品15件、ジャム11件、生もの5件、シロップ漬け2件）
野菜22件（ジュース類11件、加工野菜10件、生野菜1件）
乳・乳製品19件（チーズ11件、ヨーグルト8件）
複合調理食品18件（総菜類8件、パイ・トースト類6件、スープ・その他4件）
豆・ナッツ類14件（煮豆6件、豆腐5件、スナック等2件、味噌1件）

食肉・卵11件（加工品９件、生肉１件、卵１件）
芋類９件（乾燥芋）
調味料８件（酢・麺つゆ）
その他１件（キノコ抽出物）

こうして見てみると、乾燥品であってもカビが発生していることがわかります。

そこで、同じく食品成分表（七訂）を使って水分量を調べてみました。

たとえば、水産物乾燥品。するめは20・２パーセントと、けっこう水分量があります。さきいかで26・４％、くん製で43・５％です。

さくらえびの煮干しは23・２％、ほたて貝の煮干しは17・１％。かたくちいわしの煮干しは15・７％など、水産物乾燥品は、水分量を15％以上含んでいるものが多く、カビが発生する条件を満たしていることになります。

果実の乾燥品の水分量も調べてみましょう。

干しぶどう14・５％、ブルーベリーの乾燥品21・９％、乾燥バナナ14・３％、なつめの乾燥品21・０％、プルーンの乾燥品33・３％、干し柿24・０％、乾燥あんず16・８％、乾燥いちじく18・０％、乾燥いちご14・２％など。こちらも、おおむね14％以上の水分量があります。

あとは、芋類のところにある「乾燥芋」。これはおそらくさつまいもを干したものでしょう。蒸し切り干しで22・2%。やはり水分量はそれなりにあります。乾燥品であっても、これらはいずれもカビへの注意が必要です。

⑯揚げ物じゃなくても。「見えない油」にご用心

私が面白いなと思って、以前から食生活の講演のときに紹介しているデータがあります。

それは、男性より、女性のほうが、脂質から摂取するエネルギー量の割合が高いことです。

たとえば最新の、２０１４年の国民健康・栄養調査で調べてみましょう（国民健康・栄養調査は、毎年、厚生労働省が行っているもので、２年前のものが最新結果として発表されます）。

全年代の平均値で、男性では脂質から摂取するエネルギー量の割合が全体の25・７％であるのに対し、女性は27・４％です。

20代で比べてみると、男性の29・３％に対して、女性は30・８％と、やはり女性のほうが高いです。

たとえば、女性に人気のパスタや焼きたてパン、デニッシュなどは、見た目はあまり油っぽい感じがしませんが、実は脂質がかなり含まれています。

カロリー（エネルギー）は気にして控えても、脂質の量は気にしない人が多いようですが、

栄養調整食品のバータイプのもの、ビスケット・クラッカータイプのものにも、意外に脂質が含まれています。成型し、固めるためにはバターやマーガリン、ショートニングなどの脂質が必要だからです。中には脂質のエネルギー構成比が50%を超えている商品もあります。大学生向けの授業などで、実際に製品を買ってきて、タンパク質・脂質・炭水化物の比率を計算してもらうと、びっくりされることがあります。

「油」というと、目に見えやすい油……揚げ物や油菓子、スナック菓子などを思い浮かべることが多いと思います。でも、パスタソースやパン（とくにデニッシュ類）、洋菓子類、栄養調整食品など、目に見えないところにも脂質が多く含まれています。

食品中の油というと、「肥満や生活習慣病の原因」ということが念頭に浮かぶことが多いでしょうが、食品の劣化を引き起こす大きな要因でもあります。油が酸化すると、体に有害な物質が発生します。

脂質の酸化は、直射日光の当たる場所や高温高湿の場所に長期間置いておくことで進みます。ですから、揚げ物など油を含むことが明らかな目に見える油はもちろん、見えないところに油が含まれている加工食品も、保管場所には注意が必要です。

⑰薄味ヘルシー食品は日持ちしない

砂糖や塩は食品を日持ちさせるのに役立ちます。

砂糖を使った「ジャム」は、使い切るスピードの違いが大きい食品ではないでしょうか。毎日使う人と、たまにしか使わない人。私は最近、ヨーグルトに入れて食べるので、割と頻度高く使っていますが、以前は、たまに使って、そのまま冷蔵庫に入れっぱなしにすることが多くありました。そうすると……カビが生えている。

昔のジャムは、糖度が高いものがほとんどでしたが、今は健康志向で、糖分を控えたジャムが増えています。砂糖には保存性を高める役割や、菌の発生を防ぐ役割があるので、糖度が低いと、当然、日持ちもしなくなります。甘さ控えめのジャムであれば、容量の小さいものを買って、1～2週間くらいで食べ切るのがよさそうです。

大学の食物学科に入学して以来、今でも持っている教科書が数冊あります。そのうちの1冊が、『食品加工および貯蔵』という本です。食品の世界では有名な建帛《けんぱく》社発行の書籍です。この中の「食品の貯蔵法とその理論」の項では、以下の保存方法が挙げられています。

(1) 低温貯蔵
(2) 乾燥・脱水法
(3) 塩蔵
(4) 糖蔵
(5) 酢漬
(6) 燻煙《くんえん》法
(7) ガス貯蔵法
(8) 加熱殺菌法（缶・びん詰、レトルトパウチ食品）
(9) 食品包装材
(10) 放射線貯蔵法
(11) 防腐剤・酸化防止剤

このうち、(3) の塩蔵（塩を使う）、(4) の糖蔵（砂糖を使う）、(5) の酢漬（酢を使う）などは、調味料や調味液を使うことで保存性をよくするものです。塩や砂糖により水分活性（食品の中の物質の隙間に入り込んでいる水分の量）を低くしたり、酢によってpHを低くしたりすることで、微生物や細菌、カビなどの働きを阻止してくれます。

砂糖や塩は、とり過ぎると健康に害を及ぼしますが、適度に使うことで食品の保存性を高め、料理をおいしくしてくれます。

缶詰の賞味期間は、基本的に3年です。実際は、もっと日持ちするというデータがあります。第1章で紹介した、NHK「あさイチ」（2016年3月14日放送）では、徳江千代子先生が、賞味期限が過ぎても食べられるものの例として、缶詰を挙げていました。「私が調べた中で一番長いものでは15年というのがありました。ただし、調味液が非常に濃いものとか、シラップ漬けが濃いもの（味の濃いもの）」とのこと。

2011年9月、国連は生活習慣病に関する国際連合学識者会議を開催しました。ここでは、生活習慣病対策のために世界全体がとるべき5つのアクションが発表されました。

1　タバコ——タバコの規制に関する世界保健機関枠組条約の履行の推進
2　食塩——食塩の消費をおさえるためのマスメディア・キャンペーンと食品企業による自発的な活動

3　肥満、不健康な食事、運動不足――マスメディア・キャンペーン、食品への課税、助成金、表示・販売活動の制限
4　有害飲酒――増税、広告の禁止、入手の制限
5　心血管系疾患のリスクの低下――生活習慣病高リスク者への複数種類の薬剤の利用

（佐々木敏『佐々木敏の栄養データはこう読む！　疫学研究から読み解くぶれない食べ方』女子栄養大学出版部）

タバコがアクションの冒頭に挙げられているのは想像通りですが、2番目に「食塩」が挙がっていることに、少し驚きました。WHOは、世界の人の食塩摂取目標量を1日5グラムとしています。具体的なアクションとして「食品企業による自発的な活動」とあります。

日本でも、5年ごとに厚生労働省から出される「日本人の食事摂取基準」で塩分の摂取基準がじわじわと下げられてきました。2014年3月に発表された「日本人の食事摂取基準（2015年版）」では、18歳以上の男性が1日8・0グラム、18歳以上の女性が1日7・0グラムとされました。

健康のために食塩摂取量は抑えるにこしたことはありませんし、冷蔵・冷凍設備の発達により、食品の保存を塩蔵に頼らなくてもよくなってきました。ですが、その分、食品の保存性そのものは落ちます。「薄味のものは、日持ちがしない」。そう頭に置いて、すぐに食べ切る、冷

蔵・冷凍するなどの工夫をしましょう。

第3章 捨てるコストはあなたが払っている

⑱なぜ食料不足の被災地で捨てられる食品があるのか

東日本大震災が発生したとき、私は世界180カ国で事業を展開する食品メーカーの広報室長を務めていました。会社でたった一人の広報・栄養業務の責任者です。当時の社長から任命され、社を代表し被災地へ支援物資を手配することになりました。3月11日が自分の誕生日ということもあり、使命だと感じました。

支援のときに驚いたのは、被災地の現場と、司令塔である国の機関との乖離《かいり》です。震災直後から現場に入り、支援している方から聞いた状況は、「一つのおにぎりを4人で分け合って食べている」「一日にウィンナーしか食べるものがない」という切迫した状況でした。

グローバル企業ということもあり、海外の組織から支援物資提供の申し出が次々と届きました。早かったのはオーストラリアです。震災から数日後には、Excel ファイルで、製品名や荷姿、大きさ、量などをまとめた英語の表が届きました。日本側さえＯＫであれば、すぐに手配できる、と。

ただ、これまで災害発生時に海外からの支援物資を受け入れた経験はなく、どのように手配すればよいか、手続きの方法がわかりません。当時、国内の支援物資の手配をしてくれた農林水産省の方に尋ねたところ、「その件は首相官邸に電話してください」との回答でした。首相官邸に電話すると、「その件は厚生労働省に電話してください」。厚生労働省に電話したら「その件は検疫所です」と言われました。検疫所に電話すると「その件は税関へ」。税関に電話したら「どこの港に着くんですか。港によって管轄が違います」と言われました。

官邸に電話したのは震災から5日目のことです。緊急時に落ち着いているのはよいことですが、それを通り越して「冷淡」と感じました。

たらい回しの末、5カ所目の税関までたどり着いて「港によって管轄が違う」の返答を聞いた私は、思わず「今、被災地では、一つのおにぎりを4人で分け合って食べているんですよっ！」と怒鳴ってしまいました。相手の女性はびっくりしたのか、泣いていました。

勤務先の自前の支援食料であるシリアルビスケット（開封してそのまま手でつまんで食べられる、シリアルを固めたビスケットタイプの食品）は、震災発生から10日後に、ようやく陸路で東京都福生市の米軍横田基地まで運び、そこから岩手県花巻市と宮城県仙台市にヘリコプターで22万８００食を運ぶことができました。

その後、３月23日頃に再度、首相官邸に電話したところ、「支援物資はもう足りています」

「被災者の方は、国産品がいいと言っています」との回答でした。

被災地での状況も驚くものでした。

「避難所の人数にちょっとだけ足りないから配らなかった」

「同じ食品だけど、メーカーが違うから、平等じゃないので配らなかった」

などという理由で、貴重な支援食料が放置され、結局はだめになっていたものがあったのです。

行政の基本原則は「平等」です。税金をもらって仕事をしている以上、「平等」原則にのっとって仕事をするのは仕方ないこととは思いました。ただ、食品が必要な緊急事態にしては、あまりに杓子《しやくし》定規な対応ではないか、と、当時の私はもどかしく感じました。

福島県内の小学5年生・中学2年生・高校2年生、合計2453名を対象にしたアンケート調査で、「あなたは、どんなことを〝もったいない〟と思いますか」という問いに対し、最も多かったのが「食べ物、飲み物を残して捨てること（32・5％）」という答えだったそうです（『もったいない生活大事典1　もったいないを見つけよう』岡本正志監修、学習研究社）。

アンケートが実施されたのは2005年9月、東日本大震災が発生する前です。同じ年の

6～7月に実施されたアンケートでも、中学生が次のような意見を出しています。

町を歩いていると、中身が残っているジュース等が落ちているのを見ますが、自分のお金で買った物なのに平気で捨てて、もったいないことをしている、と気づかないのはどうしてだろうと思います。

資源を無駄にしないことが、一番よいと思います。そして、物を大切に扱い、いらないと思うものは買わないことがいいと思います。いらなくなった物などは、誰かにあげたりすれば、何度でも使うことができると思いました。ゴミなどはあまり出さず、必要な分だけ使うことが大切だと思いました。

東日本大震災や熊本・大分地震を体験し、子どもや若い人たちのこのような意識は、もっと高まっているのではないでしょうか。

⑲コンビニがスーパーより高いのは「捨てる前提」だから

スーパーマーケットやコンビニエンスストアで食べ物を買うとき、その値段に何が含まれているか、意識せずにお金を払っている人がほとんどでしょう。でもそこには多くの人が想像したことのないコストが織り込まれています。それは「捨てるための費用」です。

2016年3月1日、私はTBSの24時間ニュースチャンネル「TBSニュースバード」から依頼を受け、「ニュースの視点」というコーナーに生出演していました。この日のテーマは「食品ロスの背景〜私たちができること〜」。

コーナーの中でVTRが流れ、元コンビニのオーナーで食品業界に詳しいという男性が登場し、こう発言しました。「コンビニ業界では、(ロスは)まず減らない。なぜなら捨てることを想定して、店も本部も計画を立てているから」。番組は、コンビニが大量の廃棄覚悟で商品を準備している、と紹介しました。

スーパーとコンビニでは、どちらが食品の価格が高いでしょうか。最近では、コンビニにも

PB（プライベートブランド）商品が増えてきており、一概には言えませんが、総体的に見ればコンビニではないでしょうか。なぜでしょう。

コンビニは、スーパーに比べて営業時間が長く、夜間にも開店しているため、人件費や光熱費がかかることや、仕入れの単位がスーパーに比べて小さく、かつ多くの店舗に運ぶため、物流コストや仕入れ価格が割高になることなどが背景にあります。それに加えて、コンビニでは「捨てる前提」で、「捨てる費用」があらかじめ商品価格に織り込まれていることも理由の一つです。

食品メーカーに14年5カ月勤める間、私は食品業界の様々な裏側の事情を目の当たりにしてきました。売り場面積が広く、さほど商品が回転しないアイテムでも置いてくれる余力のある大型スーパーに比べ、コンビニは、商品を置き続けてもらうための厳しい条件が食品メーカーに課せられていました。「週販いくつ」（週にいくつ以上売れなければカット）という条件です。それが満たされなければ、定番カット（定番棚から撤去）されます。この「週販」の個数をクリアし、棚のスペースを確保して置き続けてもらうため、新製品導入直後、社員や関係者がノルマを決めて購入していた企業もありました。

食品メーカーを辞めた後は、様々な理由で商品として流通できない食品を企業などから引き取り、福祉施設や困窮者へ無償で分配する、日本初の「フードバンク」で3年間、広報責任者を務めました。

このフードバンクには、コンビニの厳しい販売条件に合わなくなった「コンビニ限定」の菓子や飲料などが、数十ケース以上の単位で寄贈されていました。コンビニ限定のものは、スーパーで売られているものに比べてパッケージがひとまわり小さい場合があります。スーパーに比べて売り場面積や商品棚が狭いからです。また、コンビニの企業名やロゴマークが入っているパンや菓子などは、そこでしか売ることができません。

コンビニ限定の商品は、コンビニで売れなくなると、他へ持っていきようがないので、処分するしかありません。最初のマーケット（納品先）で販売できなかったものは、安く仕入れた品を格安で販売する店などに流されることがあります。これらの店は、投げ売りを意味する「バッタ」という言葉から「バッタ屋」と呼ばれています。

「捨てるための費用」が値段に織り込まれているのは、コンビニだけではありません。飲食店も同じです。

私は女子栄養大学で「食文化情報論」、石巻専修大学で「フードスペシャリスト論」の講義を担当しています。ほかにも、全国の大学から依頼を受け、「食品ロス」や「キャリア」をテーマにした講演をする機会があります。そこで出会う大学生の多くは、飲食関係の店でアルバイトをしています。

彼らは、コンビニ、ファミリーレストラン、居酒屋、弁当店、焼肉店、パン屋、ケーキ屋、ドーナツ屋、披露宴会場、ホテル（のビュフェ）などで、大量に食品を廃棄せざるを得ない状況に生まれて初めて直面したときの衝撃と心の痛みを、よく話してくれます。

もちろん、捨てない努力をしている企業や店はたくさんあります。それを企業の公式ホームページなどで正々堂々とアピールしている企業や店もあり、心強く思います。逆に、大量に捨てている企業が、自社の廃棄状況を積極的に公式発表することはあまりありません。でも、たとえ企業が言わなくても、現場で働く大学生が、生の情報を教えてくれます。

今日からできること

＊ペットボトルの飲料や菓子など、商品の入れ替わりが激しい食品カテゴリで、新商品が何日くらいその棚で生き残っているか、毎日コンビニで定点観測してみる。

⑳棚を商品でいっぱいにしておくコストもあなたが払っている

食品業界には「欠品ペナルティ」というものがあります。食品メーカーの製品が欠品して（発注数だけそろわなくて）納品できないと、スーパーマーケットやコンビニエンスストアなどの小売店に対し、メーカーは、欠品ペナルティと称される罰金（欠品粗利補償金）を、それも店舗ごとに払わないといけないのです。罰金どころか、悪くすれば取引停止となることもあります。

また、欠品させて商品棚を空けてしまうと、そのスペースを競合メーカーに取られる恐れもあります。そこで、「欠品によってそれだけの不利益が生じるなら、たくさん作って余らせて捨てたほうがまし」というマインドになってしまうのです。

これを「ひとごと」と捉える人もいるかもしれませんが、この欠品ペナルティ、メーカーが経営困難になるほどの赤字を出して負担するはずがなく、結局は食料品の価格に上乗せされます。つまり、間接的には私たち消費者が払っているということになります。欠品ペナルティは、

「ひとごと」ではなく「自分ごと」です。

私たち消費者は、欠品のない店にするための、いつ行ってもどんな食品でもパンパンに棚に詰めておくための、コストを払っているわけです。ですが、商品がいつも棚にぎゅうぎゅうに並んでいる必要はあるのでしょうか。私たちはそれを求めているのでしょうか。

食品業界にはヒエラルキー（上下関係）が存在します。すなわち、製造者（食品メーカー）と販売者（スーパー、コンビニなど）では、製造者が下、販売者のほうが上の立場にいます。なぜなら、販売者は、数ある競合商品を取捨選択できる立場にあるからです。とくに「広域量販店」と呼ばれる、全国でチェーン展開する大規模小売店は、大きな仕入れ力や販売力を持っています。これを「バイイングパワー（buying power）」と呼びます。製造者から有利な条件を引き出す支配力を持っているということです。

独占禁止法を運用するため、内閣府の外局として位置づけられている公正取引委員会は、小売の優越的立場の濫用を防ぐための基準を定めています。そこでは、不当な返品や不当な値引き、特売商品等の買いたたきや押し付け販売、納入業者の従業員の不当使用等が規制されています。

ただ、現実社会では、業界内の上下関係が存在します。そして、基準に反する行為があっても、現役の食品業界の方は、会社の看板を背負っているため、公の場でそのような事実を決して口にすることはありません。

福岡県柳川市のスーパーでは、欠品を許容することに決めたそうです。スーパーのバイヤー（商品を買い付ける人）と、卸売業者（スーパーと食品メーカーの仲立ちをする人）とが、密にコミュニケーションをとり、それでも欠品が出てしまったら致し方がないと考える。これは、とても健全なやり方だと思います。すべてのスーパーやコンビニが「欠品」を受け入れるようになれば、食品ロスは、今よりも減るはずです。

実際、このスーパーでは食品ロスが減少、しかも黒字経営を実現しながらです（NHK「クローズアップ現代」2013年11月25日放送「このままでは〝もったいない〟～動き出した食品ロス対策～」）。

食品メーカー各社で集まったとき、「日本は欠品を許さない文化がある（からどうしようもない）」という話になりました。本当にその通りだと思います。メーカー側が、これを小売店に提言したとしても、おそらく「お客様が困るから（仕方がないんです）」という答えが返ってくるはずです。

お客様って、誰でしょう。

私たちのことです。買い物に行って、買おうと思っていた食品が品切れだったら、店員さんに文句の一つも言いたくなるかもしれません。でも、そういう食品にも、今、手に入らないと困るものと、今なくてもやり過ごせるものとがあるはずです。

いつでもどこにでも何でも膨大な量の食料品があるのが当たり前、という環境を享受するために、私たち自身が余分なコストを負担している。この事実を、もっと認識したほうがよいと思います。

㉑毎日大量にパンを捨てているデパ地下パン屋

ある全国チェーンのパンメーカーから相談を受けたことがありました。いわゆるデパ地下や、エキナカなどに展開しているパン屋さんです。東京都内のある百貨店の地下に入っている店舗で、毎日、大量に廃棄をしていて、それが忍びないというのです。

百貨店の指示により、「閉店間際にいらっしゃるお客様であっても、どんな種類も選べるよう、残しておく」ことが課せられているとのこと。しかも、百貨店のブランドに傷がつくので、閉店間際になっても、値引きをしてはならないのだそうです。したがって、その店では、毎日、まだ十分に食べられる売れ残りのパンを捨てているのでした。

なぜパン屋さんは、百貨店に対して自分たちの意見を主張しないのでしょう。それは、前の項で述べたように、百貨店のほうが優越的立場にあるからです。百貨店の意にそぐわないことをしたり言ったりすれば、契約を打ち切られ、百貨店を追い出され、別のパン屋に切り替えられてしまうかもしれません。そうなれば、販売チャンスを失ってしまいます。

パン屋に限らず、多くの製造業者は、自社の販売チャンスを失わないため、食品ロスになろうが廃棄を出そうが、小売に対しては言いたいことを黙っている場合が多い、というのが私の実感です。

そして、この捨てる費用は、私たち買う側が間接的に払わされています。前述した欠品ペナルティと同じ構造です。

これとは反対の方針の店もあります。

法政大学経営大学院教授・小川孔輔先生が「日経ＭＪ」（流通新聞　２０１6年4月10日付）で紹介していた、埼玉県上尾市に本社があり、関東エリアでチェーン展開する「アクアベーカリー」です。ここの売りは、「１００種類の１００円（税別）」で、多品種少量ロット生産方式を取り入れることにより、きちんと売り切り、廃棄ロスもほとんど出ないとのこと。工夫次第でロスを出さないパン屋の経営も成り立つわけです。

広島市内には「捨てないパン屋」と称するパン屋、「ブーランジェリー・ドリアン」があります。かつて大量に作って大量に捨てていたドリアンの店主が、モンゴル人の友人に「パンを捨てるのはおかしい」「安売りすれば？　誰かにあげれば？」と言われたことを機に、捨てないパン屋を思い立ちました。ドリアンのブログやFacebookには、小麦農家から「パンが売れ残ったら全部送ってください。買いますから」と言われ、農家が小麦にかける思いを強く受けとめた話が載っており、共感した人からのコメントが多数寄せられています。

デパ地下のパン屋は、高級感も魅力の一つです。もちろん、品質がよいゆえの、それなりの値段なのですが、そこには「売れ残りを大量廃棄するためのコスト」も含まれているということを、ぜひ意識してほしいと思います。

今日からできること

＊閉店間際の棚がどうなっているか（たくさん残っているか、売り切っているか等）、パン屋を定点観測してみる。

㉒恵方巻きもクリスマスケーキも、1日過ぎればゴミ

フードバンクで働いていたとき、気づいたことがあります。フードバンクでは、「季節が遅れてやってくる」のです。

お正月があけると、何万円もするおせち料理の売れ残り（冷凍）が寄付されてきます。鏡餅や切り餅なども寄付されてきました。おそらく、お正月に備えてたくさん製造されたものの、販売し切れず、在庫が余りそうになったためでしょう。

企業名は言えませんが、「おせちが予想した数量分、売れなくて困っている。大幅に値引きするので誰か買ってください」という呼びかけを個人的に受けたこともありました。

フードバンクでは、2月以降も、「季節が遅れてやってくる」の繰り返しです。豆まき、バレンタインデー、3月はホワイトデー、夏はお中元（これは保管され、年末の大掃除の時期に個人から寄付されることが多い）、10月はハロウィン、12月はクリスマスケーキ。

私もかつては食品を作る会社にいましたから、販売側としては、催事や行事は、販売促進の

一環としてやらなければいけないということは理解できます。在庫ゼロになるよう売り切ること、需要予測通りになることなど、ほぼあり得ません。

ですが、大量に売れ残りが出るのは、たんに需要予測が難しいからではありません。前にもお話ししたように、食品メーカーは、指定された商品の数を納品できず「欠品」すると、「販売チャンスを失わせた」ということで、小売店に対して罰金を払わなければなりません。そして、季節もの商品には、行事の日を1日過ぎれば即ゴミ、もしくは、もう通常の値段では売れないという事情もあります。これらのことが、季節もの商品の大量の食品ロスを生んでいるのです。


2016年の2月3日には、大量に売れ残った恵方巻きを廃棄した、または、買い取りを強制されたというSNSでの投稿が相次ぎました。ちょうどこの日は、フランスで、世界初の食品廃棄禁止法が制定された日でもあり、日本の恵方巻きの売れ残り風景は、これまで以上に、倫理観の問題として話題になりました。

2016年7月の土用の丑の日には、あるスーパーで、1980円で売られていた愛知県産うなぎのうな重が、50円引きの割引シールを貼られたまま大量に残っている様子が、写真入りでSNSに投稿されていました。ニホンウナギは絶滅危惧種です。うな重の売れ残りを批判する投稿では、「危機感なし」と書かれていました。全国紙各紙が「土用の丑の日」をどう報じたか、うなぎが絶滅危惧種であることに言及しているか否か、比較しているまとめサイトもありました。

土用の丑の日にしろ節分にしろ、特定の日に特定の食べ物を食べることを煽る風潮は、そろそろ終わりにしたほうがよいと思います。需要予測が困難な中、欠品を無理やり防ごうとすれば、売れ残りが出てロスが生じるのは必至だからです。日持ちのする食品ならまだしも、消費期限のある食品だと、売れ残りは廃棄かリサイクルしかしようがありません。どちらの手段を選ぶにしても、コストとエネルギーのさらなる無駄を生み出します。

本来、行事や催事は楽しいものです。でも、余剰食品を扱う現場で働いている人たちは、むなしさを感じています。

たとえばバレンタインデーのチョコレートは、包装紙を変えれば、2月15日からまた普通に販売できるような仕様にする、うな重やクリスマスケーキは予約販売制にするなど、少しでも無駄になる分を減らす工夫はできないのでしょうか。

㉓食品ロス大国日本、ロスの半分は家庭から

日本の食品ロス量は、632万トン（2013年度、農林水産省調べ）。これは東京都民が1年間に食べている量とほぼ同等だそうです。日本全体の1年間の魚介類の消費量（622万トン）ともほぼ拮抗《きっこう》します。

世界の食料援助量は約320万トン（2014年）なので、日本は、世界全体で支援される食料の約2倍もの量を、日本国内だけで捨てているのです。

これは明らかに異常な数字です。

農産物や加工食品を扱う食品メーカーでは、食品を一切捨てないというのはまず無理です。一定割合で不良品が出ること、突発的な理由（震災による停電やライフラインの停止など）で製造ラインが止まったり、出荷した後、小売や卸から返品されてきて捨てざるを得なくなるなど、ロスが出るのを100パーセント避けることは不可能だからです。

変えられない部分もありますが、変えられる部分もあります。これまでお話ししてきたよう

に、食品ロスを生み出す商慣習（3分の1ルールや日付後退品問題など）を、行政と業界が協力して変えていこうという取り組みも始まっています。


食品を捨てているのは企業だけではありません。

実は、日本の食品ロス632万トンのうち、約半数（302万トン）は消費者由来、残り（330万トン）が、飲食店や食品メーカー、販売店など事業者由来です。

2013年度の農林水産省推計によれば、家庭から出る食品廃棄物は870万トンです。ここには腐敗した食品や、魚の骨や野菜の皮の硬い部分など、食べられないもの（不可食部）も含まれます。これらを除いた、純粋に食べられる部分（可食部）が、食品ロスです。家庭から出る食品廃棄物のうち、34・7％が「まだ食べられるもの」ということになります。

家庭からロスが出る主な理由としては、野菜の皮を厚く剝《む》き過ぎたなど、食べられる部分まで捨ててしまう「過剰除去」、保管しておいた食品の消費期限や賞味期限が接近してきてそのままゴミ箱に捨てる「直接廃棄」、食べ残し、調理し過ぎなどがあります。

2014年6月、内閣府と長野県などが主催して長野市で開催された「第9回　食育推進全国大会」で、土日の2日間、出展ブースで食品ロスの○×クイズを行いました。その中で「食品ロスの80％は、事業者から出ている」という問題を出しました。

ブースへの来場者のうち、8～9割の方が「○」と答えました。正解は「×」です。たくさんの方が、「自分たちが悪いのではない」「企業が悪い」と思っていることがわかりました。

京都市の試算によれば、家庭から出される食品ロスを金額換算すると、1世帯4名の場合、年間で6万円相当です（「京都生ごみスッキリ情報館」ホームページより）。これに処理費用5000円を足すと、年間6万5000円。さらにこれが日本全国で起こっていると仮定すると、京都大学名誉教授で環境漫画家の高月紘先生の試算によれば、年間総額11・1兆円に上ります。年間11兆円もの無駄！　お金をまるまるゴミとして捨てているようなものです。

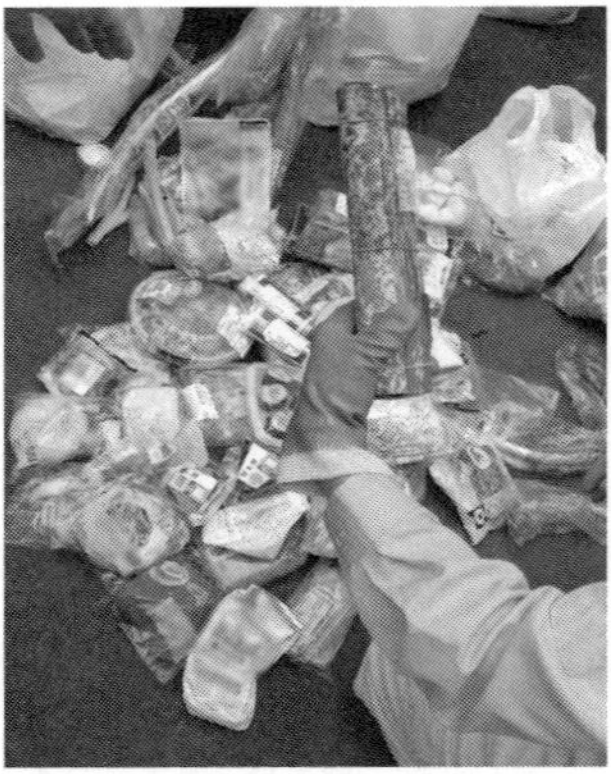
家庭からの食品ロスの一例（東京23区内）

食品ロスの講演のとき、いつもお見せする写真があります。NHK「特報首都圏」（2012年6月1日および4日放送）の取材同行の際、家庭ゴミの収集現場で撮影したものです。東京都内のある家庭ゴミ収集現場で、まだ食べられるにもかかわらず、ゴミ袋に入っていた食品です。手袋をしている作業員が手にしているのは、賞味期限が5カ月残っている、定価5250円の高級和菓子です。手袋の左側にあるのが鉄火巻き。下のほうに菓子パン、左上に長ネギ、カツ丼、右側にはピザがありました。

㉔売れ残りのコンビニ弁当で貧しい子どもを援助してはいけないのか

2007年7月10日、福岡県北九州市小倉北区の独り暮らしの男性（52歳）が自宅で亡くなり、死後1カ月経った状態で見つかりました。日記には、「おにぎり食べたい」と書き残されていたそうです。この日本で、餓死する人がいるのかと、日本中が衝撃を受けましたが、その後もこういったニュースは後を絶ちません。

現在、日本の家庭から出る食品ロスは、前項の通り、年間302万トンです。事業系由来も含めた全体の食品ロスは632万トン。1人あたりでは、毎日136グラムの食料を捨てている計算になります。コンビニエンスストアで売られているおにぎりは、平均すると1個110グラムぐらい。日本人全員が毎日おにぎり1〜2個を捨てている一方で、おにぎり1個が食べられずに死んでいく人がいるということなのです。

え、そんな人いるの？　と思うかもしれません。私も食品メーカーにいたときは、まったく縁がなく、恥ずかしながら、このような現実をほとんど知りませんでした。ですが、退職し、フードバンクの広報を務めるようになってからは、食べ物に困っているたくさんの人に出会いました。

東京23区内から来た20歳の男性は、奥さんが臨月なのに、ライフライン（電気・ガス・水道）を止められ、食べ物がなく、区役所から紹介されてフードバンクへ食品を取りに来ていました。上野で毎週土曜日に行う炊き出しには、ホームレスの方だけでなく、背広を着たサラリーマン風のかばんを持った男性も並んでいました。「何日か食べていない……」と言って駆け込んできた人もいました。

2014年4月27日に放映されたNHKスペシャル「女性たちの貧困～新たな連鎖の衝撃」では、あるネットカフェの中で2年以上暮らす3人家族が登場しました。40代の母親と、19歳・14歳の娘たちが、それぞれ、ネットカフェの中の別々の個室で暮らしていました。収入源といえば、19歳の子がコンビニのアルバイトで稼いだ時給のみ。2人の娘さんが、ツナ缶や食パンを調理せずにそのまま開けて食べる姿が映し出されました。

この番組を見て、私は、当時勤めていたフードバンクのスタッフに「どうにかならないのだろうか」と話したところ、生活困窮者支援のプロフェッショナルに尋ねてみてくれました。ネットカフェは、いわゆる「反社会的勢力」と呼ばれる人たちが経営している店もあり、たとえば長期間暮らしている人に食料支援のビラを配るなど、ネットカフェの経営を脅かすようなことをすると、危ない目にあうこともあるのだそうです。弁護士を伴ってならなんとかなるのではと、試してみたこともあるそうですが、難しかったとのこと。

深夜のファストフード店にも、寝るところのない生活困窮者が滞在していることがあります。支援団体がファストフード店を経営する企業に尋ねてみても、きちんとした回答を得ることはできなかったそうです。彼らは企業としてそれを認めたくないので「見て見ぬふり」とのこと。

首都圏にも、生活保護の被保護世帯（生活保護を受けている世帯）が多い地域があります。そこへ、ある団体が、余剰食品などを活用して作った弁当を配達していたことがありました。ちょうどそのとき、全国紙の新聞社から取材が入り、団体が取材を受け、そのことが記事になりました。その自治体の担当者は、全国紙に自分の自治体が掲載されたことで、とても立腹していたそうです。そういう生活困窮者が暮らしている、ということは、自治体の恥、と考えるのでしょう。

福岡県は、2016年度、コンビニから消費期限が迫ったパンや弁当などを譲り受け、支援団体やNPOを通して、経済的に困窮している家庭の子どもへ提供する取り組みを始めました。福岡県は、コンビニ1カ所あたり20万円の助成を決定、県内13カ所分として、2016年度予算に260万円の事業費を計上しています。

商品として流通できなくなる余剰食品と、食料援助が必要な側とを結びつける対策に、市民からは、意義を認める声が寄せられました。一方で、いわば「売れ残り」食品を寄付することが、困窮家庭の子どものプライドを傷つけたり、いじめの原因となったり、差別や偏見につながったりするのではないかと危惧する声も聞かれました。また、栄養バランスが必ずしも十分でないコンビニ弁当を、成長期の子どもらに与えることの影響を懸念する声もありました。

たしかに、揚げ物が多くて野菜が少なく、味付けが濃くて添加物が多く使われているコンビニ弁当もあります。それよりもっと栄養バランスに優れている食品や食材、食事もあります。では、コンビニ弁当を子どもたちに与えることに強く異論を唱える人たちは、食べるものがほとんどない困窮者の子どもたちに、コストと労力をかけて、今すぐ、栄養バランスが理想的に整った食事を1日3食、提供できるのでしょうか。

それが実現可能なら、わざわざ消費期限の近づいたコンビニ弁当を子どもたちに与える必要はなかったでしょう。できないから、せめてということで、活用できるものを活用しようという取り組みなのではないのでしょうか。

大阪府泉大津市は、2016年7月28日、南海・泉大津駅前に店舗があるスーパーのダイエーと協定を結びました。賞味期限接近や外箱破損など、まだ食べられるにもかかわらず、商品として流通できないものを、店が泉大津市に寄贈し、市が生活困窮者に提供するという取り組みです。同年8月8日には、大阪いずみ市民生活協同組合とも同様の協定を締結しています。

食品メーカー勤務時代、100人の小学生（4年生）の食事調査を行ったところ、子どもたちが最もエネルギーを摂取できているのは、家庭での朝食や夕食、おやつではなく、なんと学校給食でした。ということは、夏休みや冬休みなどで学校給食がなくなると、とたんにエネルギーがとれなくなってしまう子がいるわけです。

そのような子どもたちが確実にいるのに、「コンビニ弁当」はけしからんというのは、どうなのだろうかと思います。100パーセントの理想論を唱えて何もしないより、10パーセントでもいいから行動に移し、実践していったほうが、少しでも物事が前進するのではないでしょうか。

㉕京都市はなぜ15年でゴミを半分近く減らせたのか

食べ物を捨てる人が多い自治体ほど、廃棄物処理にお金がかかります。それは誰が負担しているのか。私たちです。

捨てた食べ物を燃やして最終処分までするためには、私たちが払っている税金が使われます。捨てる食べ物の量が少なければ少ないほど、税金は、ほかの有用なことに使うことができ、より効率的な行政につながります。ということは、自分だけが食べ物を捨てないだけでなく、隣の人も、またその隣の人も、できるだけ食べ物やゴミを捨てないようにすることが必要、ということです。そのためには個人の努力だけでなく、行政と市民が一体となっての取り組みが必要になります。

京都市は、2000年度に81・5万トンあったゴミの量を、2015年度には44・0万トンと、4割以上も削減しました（2016年5月18日、京都市発表）。2020年度までには39万トンまで減らすことを目標としています。

京都市の取り組みについて、ご紹介したいと思います。

まず、食品ロスなどを含む生ゴミなどの処分には、焼却施設が必要です。ゴミと食品ロスを半分に減らす「ごみ半減プラン」に取り組む京都市では、ピーク時に5工場あった清掃工場を3工場に縮小し、年間で106億円もの大幅なコスト削減を実現させました(平成27年3月、新・京都市ごみ半減プラン　京都市循環型社会推進基本計画　2015-2020による)。

しかし、それだけ減らしてもなお、ゴミ処理に261億円もの費用を要しています。食品ゴミは水分を含んでいるため、燃えにくく、焼却費用が余計にかかります。京都市では、1トンあたり約6万円の費用がかかっています(「京都生ごみスッキリ情報館」ホームページより)。

また、食品事業者から出る食品を廃棄する場合、食品リサイクル法にのっとって、資源ごとにリサイクルに取り組むため、一つの加工食品につき2〜4分類したリサイクルが必要です。たとえば、ガムを製造する企業に聞いたところ、外側のプラスチック・フィルム、その次の紙製の外箱、中にあるガムをくるんでいる紙、そしてガムそのもの、という4つに分割し、それぞれリサイクルしているそうです。それだけ、手間とコストがかかります。

さらに清掃工場や焼却炉を長期的に運用していくためには、住宅と同様、定期的なメンテナンス費用や大規模改修費用が必要です。

京都市は、2012年度の、家庭ゴミの1人1日あたりの排出量は、政令指定都市20市中で最少の445グラムです。ちなみに最多は静岡市の695グラム、京都市を除く平均が595グラムです（環境省「一般廃棄物処理事業実態調査」）。

では、なぜ京都市はゴミ削減に成功しているのでしょうか。2016年2月と5月に京都市環境政策局循環型社会推進部ごみ減量推進課へ取材に行ってきました。

それによると、一番のきっかけになったのは、1997年12月に京都で開催されたCOP3《コップスリー》だそうです（通称「京都会議」、気候変動枠組条約第3回締約国会議）。この会議では、先進国及び市場経済移行国の温室効果ガス排出の削減目的を定めた京都議定書が採択されました。

これを受けて、京都市では、「世界一美しいまち・京都」を目指し、1998年度から「世界の京都・まちの美化市民総行動」を実施しています。また、京都議定書が発効した2005年2月16日にちなみ、毎月16日を「DO YOU KYOTO? デー」（環境に良いことをする日）とし、マイバッグの使用によるゴミの減量や、車を使わず公共交通機関を利用すること、節電など、環境にやさしい取り組みを進めています。

もう一つ、差し迫った理由として、「燃やして埋める場所がもうない」という事情もあったと伺いました。

京都大学名誉教授、高月紘《たかつきひろし》先生の存在も大きいでしょう。家庭ゴミの調査は著しい手間がかかりますが、京都大学では、継続的に家庭ゴミの中の食品ロスの調査を進めてきました。

他にも、２００６年10月に家庭ごみ有料指定袋制を導入、２０１０年４月に環境行政の拠点窓口「エコまちステーション」を各区役所と支所に設置、同年10月にエコイベント実施要綱策定、２０１１年８月に「ＫＹＯＴＯエコマネー」開始、「ＮＯレジ袋&食品ロスゼロキャンペーン」を行うなど、家庭ゴミ減量の関連施策を次々打ち出しています。これは業者から出る業者ゴミに対しても同様です。

２度にわたる京都市への取材により、京都市は、「オール京都」と謳《うた》う通り、３６０度全方位での対策が取られていることがわかりました。

たとえば、２０１５年10月は、ゴミ半減をめざす「しまつのこころ条例」（京都市廃棄物の減量及び適正処理等に関する条例）も制定されました。

食品ロスに限らず、ゴミ全般を減らし、循環型社会をつくるための基本は「３Ｒ」と言われます。「Reduce（発生抑制　ゴミを減らす）」「Reuse（再利用・再使用　くり返し使う）」「Recycle（再資源化　ゴミをもう一度資源にする）」の３つです。

「しまつのこころ条例」では、３Ｒのうち、ゴミになるものを作らない・買わないといった「Reduce」と、再使用する「Reuse」を推進しています。

この条例は一般市民ならびに事業者を対象としています。市内の製造業者や食品小売業者、ホテル・旅館業者や土産物の製造業者・小売業者、催事主催者、大学、共同住宅等の所有者など、京都市の定める規模要件を満たす事業者に対しては、2Rの取り組みの実施状況を伝える報告書と計画書の提出が求められています。

さらに京都市は、「こごみちゃん」「スッキリちゃん」などというキャラクターを複数作り、次の「生ごみ3キリ運動」を推進しています。

・買った食材を使い切る「使いキリ」
・食べ残しをしない「食べキリ」
・ごみを出す前に水を切る「水キリ」

一つめの「使いキリ」では、買い過ぎず、買った食材は使い切り、冷蔵庫や冷凍庫をスッキリさせることを目指しています。京都市の「燃やすごみ」のうち、実に4割が生ゴミ（約8万トン）です。

二つめの「食べキリ」では、残さず食べ切ることを勧めています。京都市で発生する生ゴミのうち、4割が食べ残しです。そのうち半分以上が手つかずの状態で捨てられています。

三つめの「水キリ」は、生ゴミを捨てるときにひとしぼりし、水を切ることを勧めています。

京都市ではゴミを燃やして発電しており、水分が多い生ゴミは発電効率が落ちるためです。

市民向けに「生ごみ減量ハンドブック」や「食材の使いキリ・食べキリ・リメイク・レシピ集」などの小冊子を作り、「お買い物&3キリクッキング講座」などの市民講座で配るなどの活用をしています。

また、子どもに対する環境教育も進めています。教科書で「ごみ」という単元を習う小学4年生に対しては、この「3キリ」をイラスト入りで説明した、両面カラーの下敷きを配布しています。そこには、京都市内の5つの小学校で、給食の調理くずや残渣《ざんさ》（食べ残し）を使って肥料を作り、校内の花壇や近くの畑で活用していることや、クイズで学べる食品ロスの情報が書かれています。

2015年10月からは、レジ袋が有料化されました。京都市内では年間約3億5000万枚、約3200トンものレジ袋がゴミとして排出されています。そこで、京都市内にあるスーパーマーケットのうち、1000平方メートル以上のすべての食品スーパーにおいて、レジ袋有料化が実施されるようになりました。

京都市内の飲食店および料理を提供する宿泊施設に対しては、「生ごみ3キリ運動」の取り組みなどを推進する飲食店を募集し、京都市が認定する「京都市食べ残しゼロ推進店舗」認定制度を実施しています。以下の8項目のうち、2項目以上を実践している飲食店や宿泊施設を、店舗ごとに認定するものです（２０１４年12月発行　京都市環境政策局循環型社会推進部ごみ減量推進課「『食べ残しゼロ推進店舗』認定制度が京都市ではじまりました！」より）。

(1)食材を使い切る工夫

（ア）食材の無駄が出ないように仕入れている。
（イ）魚のあらや骨、野菜の皮などを利用したメニューの提供
（ウ）余った食材をスープやパテ、スタッフのまかない料理に利用している。
（エ）その他

(2)食べ残しを出さない工夫

（ア）小盛りメニュー、ＳＭＬサイズ、ハーフサイズメニューの設定
（イ）写真を掲載するなど、内容（量・カロリー・辛さ等）がわかるメニューの作成
（ウ）アレルギーや好き嫌いに対応するため材料をメニューに詳しく記載、又は注文時に食べられない物等を確認している。
（エ）コース料理でも量を選べるようにしている。
（オ）注文時に分量のリクエストを聞く、又は量について説明している。

（カ）その他

(3)宴会、冠婚葬祭での食事等における工夫

（ア）宴会幹事等へ食べ残さないルールやマナーの呼び掛けを行う。
（イ）予約時にお客様の年齢層、男女比、好み等を確認し、適量の料理提供を行う。
（ウ）その他

(4)食べ残しの持ち帰りができる工夫

（ア）持ち帰り用容器（ドギーバッグ）、又は客が持参した容器を使用している。
（イ）持ち帰り可能の店内案内をしている。
（ウ）要望があった場合に、消費期限等を説明した上で持ち帰り可能としている。
（エ）その他

(5)ごみ排出時の水キリ等の工夫

（ア）水キリ専用ザルを取り付け使用している。
（イ）生ごみをコンポストに入れている。

（ウ）その他

(6)使い捨て商品の使用を抑える工夫

（ア）マイ箸・マイボトル持参を推奨している。
（イ）間伐材使用の割り箸への移行や繰り返し洗って使える箸を用いるようにしている。
（ウ）紙製やプラスチック製の使い捨て容器等を使わない工夫をしている。
（エ）その他

(7)食べ残しゼロに向けた啓発活動

（ア）ポスター等を掲示している。
（イ）その他

(8)上記以外の食べ残しを減らすための工夫

こうして見てくると、京都市の取り組みは、まさに全方位的。まったく同じことを他の自治体が実施するのは難しくても、見習うべき点はたくさんあります。

㉖ハンバーガー1個を捨てるのは浴槽15杯分の水を捨てること

ハンバーガー1個を作るのに必要な水は、なんと、2400リットルにも及ぶそうです。ハンバーガーの原材料となるパン（＝小麦）、レタス、トマト、牛肉などが生産される過程で使われた水をすべて足した合計です（出典：『信じられない「原価」買い物で世界を変えるための本3　食べ物』ケイティ・ディッカー　稲葉茂勝訳、講談社）。

イギリスの科学者スティーブン・エモット氏は、著書『世界がもし100億人になったなら』で、「ハンバーガー1個作るのに3000リットルの水が使われている」と指摘しています。使う肉の量によって水の量は変わってきますが、それにしても、とてつもない量です。

一般家庭の浴槽の標準的な水量は200〜300リットル。3000リットルは、浴槽10〜15杯分。言い換えれば、ハンバーガー1個を捨てることとは、それだけの水を捨てるということでもあります。

また、1キログラムの米を作るのには3000リットルの水が必要で、牛肉1キログラムを生産するのには2万リットルの水が必要です。

これは「仮想水（バーチャルウォーター）」という考え方で、食料を輸入している国が、その食料を自国で生産するとどのくらいの水が必要となるかを計算したものです。ロンドン大学名誉教授のアンソニー・アラン氏が提唱している概念です。

2005年に日本が海外から輸入したバーチャルウォーター量は800億立方メートルにも及ぶそうです（東京大学生産技術研究所　沖大幹教授のグループが2000年に算出した640億立方メートルを2005年に更新し、新たな値を加えて環境省と特別非営利活動法人日本水フォーラムが算出した値）。

環境省のホームページには、身近なものが作られるのにどのくらいの量の水が使われているか、自動計算してくれる「仮想水計算機（バーチャルウォーター量自動計算）」があります(http://www.env.go.jp/water/virtual_water/kyouzai.html)。

世界の10億人もが、依然として真水の供給を受けていません。栄養不足の人は8億人以上。1日1・90USドル未満で暮らす「絶対的貧困」の人は、世界で7億200万人います（世界銀行による2015年予測）。2050年までに世界人口が96億人に達したとすると、今の生活様式で暮らすためには地球が3個必要になります。それは無理な話です。

2015年9月25日に開催された「持続可能な開発サミット」で、国連加盟国は「持続可能な開発のための２０３０アジェンダ」を採択しました。そこに含まれる17個の「グローバル・ゴールズ」（持続可能な開発目標）のうち、12番めの「Responsible Consumption and Production（作る責任　使う責任）」で、水と食べ物について述べられています。
「世界で暮らす全員が、２０３０年までに食料廃棄量を半減させる」のが現実的で具体的な目標です。食べ物を捨てる量を減らすことは、「ひとごと」ではなく、「自分ごと」です。

今日からできること

＊環境省のホームページ「仮想水計算機（バーチャルウォーター量自動計算）」で、今日食べたものを入力し、どれくらい水が使われたのかを調べてみる。

第4章 あなたは、あなたが「買うもの」でできている

㉗「買う」とは、企業と商品に「投票する」行為

私たちは、毎日、何気なく、買い物をしています。高額商品ならともかく、食料品などを長時間悩んで買うことは、まずないのではないでしょうか。値段と賞味期限を確認して、パッとカゴに放り込む。そんな買い物スタイルが多いのではないかと思います。

でも、ちょっと立ち止まってみてください。

お金は、あなたの命です。おおげさかもしれませんが、限りあるあなたの命を削って、働いて得たもののはずです。そんな大切なお金＝あなたの命をどこに捧げるかは、実はとても重要な選択であるはずなのです。

チンパンジー研究の世界的権威であるジェーン・グドールは、著書『ジェーン・グドールの健やかな食卓』でこう言っています。

ぜひ覚えておいてほしいのが、すべての食料品の購入が投票になるということだ。

私たちが買うもの、つまり私たちの投じた票が、この先自分たちが進む道を決めていく。

この「買い物は投票」という言葉は、実は中学校の家庭科の教科書にも登場しています。開隆堂が発行している中学校の、技術・家庭の教科書には次のように書いてあります。

「購入は投票行為　消費者が何かを購入することは、結果としてそれがよいという意思表示となり、さらにそれを提供している企業を選択したことになります。購入することは、自分の意見を表明する投票行動と似ています。票が多く集まった商品は、さらに生産されることになります。わたしたちの選択が、次にどのような商品がつくられるかに影響を与えます。どの商品を選択するか、よく考えて購入しましょう」

買うということは、その商品を支持するという姿勢を表明すること。その商品を作った会社や組織を応援する、ということです。今、あなたが買い物している商品は、あなたが応援しているものでしょうか。

明治学院大学教授・神門善久先生の著書『日本の食と農　危機の本質』を読んでハッとさせられたことがあります。神門先生はこう語ります。

「消費者は生産者の顔が見える関係を求めている」という類の論調が氾濫しているが、ほんとうだろうか？　八百屋・魚屋での購入を拒否し、スーパーマーケット、さらにはコンビニへと、より手軽な食材調達に走ったのは消費者自身である。かつての八百屋や魚屋は、単に食材を売る場所ではなかった。食材の産地や調理の仕方はもちろん、献立の相談にいたるまで、濃密な情報交換があった。消費者自身が、セルフサービスの気楽さ利便さを求めて、対面販売の八百屋や魚屋から去っていったのである。

「個人商店がどんどんなくなっていく」という嘆きはよく聞きます。でも、私たち自身が、八百屋や魚屋で買い物することを選ばなかったから、廃《すた》れていったのです。

買うことは、単に個人的な行為にとどまらず、未来の人へ何を残すかを決める行為です。それと同時に、「失う」行為でもあることを、知る必要があると思います。

㉘「よい自分」「よい社会」を創る買い方チェックリスト

「買う」とは、自分を創り上げる営み。そう考えると、日々のちょっとした買い物にも真剣になれる気がします。

以下は、私の作った「クリエイティブな買い方チェックリスト」です。一つの商品を買うあなたの行為は、「よい自分」「よい社会」を創るための一歩になっているでしょうか。食品ロスを増やすことに加担してしまっていないでしょうか。チェックしてみましょう。

〈クリエイティブな買い方チェックリスト〉

□買い物リスト（買い出しのためのメモ）は面倒なので作らない。

□冷蔵庫の中や食品ストックを確認しない。そのまま買い物に出て、「あったかな？　ないかな？」と迷い、買って帰ってから、まだあったことに気づく。

□賞味期限が先のもの（製造日が最近のもの）がいいからといって、商品を棚の奥から取る。

□野菜や果物を、必要以上に手でさわりまくって、きれいに陳列してあるのを乱す。

□スーパーで一度カゴに入れたものの、途中で気が変わって買うのをやめたとき、元の棚に戻さずにその辺に放置する。

□おまけが欲しいので、おまけつき食品を買い、食品は捨てる。

□1個で足りるのに、「2個まとめて買うと安くなる」という謳い文句につられて2個買う（結局、あとで無駄になって捨てる）。

□野菜を買うとき、まるごと1個は要らず半分や4分の1で足りるときでも、1個のほうが割安なのでそちらを買う（結局、あとで無駄になって捨てる）。

□お腹が空いているときに買い物に出て、なんでもかんでもおいしそうに見えて買いまくる。
□「数量限定」「期間限定」という謳い文句につられ、たいして欲しくもないのに買ってしまう。
□「1個買うと1個おまけ」につられて買ってしまう（結局は、あとで無駄になって捨てる）。
□安くなっているからといって、そこに並んでいる商品をすべて買い占める。

12項目中該当するものが
・ゼロ～1項目……優秀です。クリエイティブな買い物のエキスパートですね。
・2～5項目……まあまあです。
・6項目以上……あなたの買い物は、食品ロスを増やすことに加担しています。日頃の買い物習慣を見直しましょう。

いかがでしたでしょうか。

㉙あなたがどんな人間か、買い物カゴの中身でわかる

あるテレビ番組で、ダイエットに挑戦したいという肥満女性の家を訪問するという企画がありました。彼女の家の台所から出てきたのは……20袋くらいに及ぶ、買いだめした同じ食品の山。当然、賞味期限まで使い切ることができないので、捨てることになりました。ああ、もったいない。

別のテレビ番組では、家の中にどのくらい食品ロスがあるかを調べる企画をやっていました。ある年配女性の家庭には、同じ種類のドレッシングが4本以上、買いだめしてあり、どれも賞味期限が切れていました。家族の人数や、その家でよく作る献立の種類にもよると思いますが、そもそもドレッシングは、そんなに大量に使うものでしょうか。よほど使うのでない限り、同じ調味料を4本まとめて買う必要があるとは思えません。

お中元やお歳暮を贈る時期が過ぎると、百貨店などで、セット詰めの食品をバラ売りする、「解体セール」「処分品販売」などが行われます。そのような売り場では、缶詰やレトルト食品

などを、他の人にとられないように、競うように、カゴいっぱいに入れていく人を見かけます。カニ缶ばかりそんなに大量に買い込んで、使い切れるのでしょうか。日常使いしづらそうな食品を、カゴいっぱいに入れている人を見ると、欲の強さを感じずにはいられません。

いくらお金があって、全部買い占めることができたとしても、胃袋には限度があります。いくら安売りの商品をたくさん買い占めても、使い切れなければ、結局は無駄になるだけです。スーパーやコンビニは、まわりに住んでいる人みんなで共有している冷蔵庫、と考えたらどうでしょうか。自然と、みなで分け合わなければという節度が生まれると思います。

「本棚を見ればその人がわかる」という言葉を聞いたことがあります。他にも「玄関を見ればその家がわかる」「部屋を見れば……」「トイレを見れば……」「カバンの中を見れば……」「靴を見れば……」「財布の中を見れば……」など、いろいろあります。

食に関しては、“You are what you eat.”（あなたが食べているものがあなた自身）（あなたは食べているものでできている）という言葉があります。これと同様に“You are what you buy.”ということも言えると思います。あなたが何を買っているかで、あなたという人間がどのような人かが、わかります。

あなたは、買い物でカゴをいっぱいにすることに喜びを感じてはいないでしょうか。カゴの中身を、堂々と人に見てもらうことはできるでしょうか。

㉚「買い過ぎていませんか?」と客を諭す英国のスーパー

買うという行為を問い直すにあたっては、当然、買う人の姿勢だけでなく、売る人の姿勢も深く関わってきます。

「三方《さんぽう》よし」という言葉があります。近江商人の経営理念を表したもので、「売手よし」「買手よし」「世間よし」という意味です（もっとも「三方よし」という言葉自体は、戦後の研究者によるネーミングだそうですが）。

自分さえよければいいとするのではなく、相手も、そして社会もよいことを願う、という経営理念は、旧財閥が残した「遺訓」（家訓）にも見ることができます。

たとえば

三井家憲――多くをむさぼると紛糾のもととなる

下村家（大丸）家訓――絶対に客をだましてはならぬ。正直律儀、正義をもって取引すべし

住友家家訓――職務に由り自己の利益を図るべからず
など。

彼ら商人も、最初からこの重要性に気づいていたわけではなく、きっかけは、元禄12年（1699年）の景気崩壊にあったそうです。景気崩壊後、自己本位なやり方で莫大な利益を得ていた商人たちは、次々と消えてしまいました。そこで商人たちは、お客様を大切にする「お客様本位」こそが、自分たちにとっても利となる商売の基本であり、社会に貢献できる道だと自覚するに至ったようです。

中田哲也氏は、著書『フード・マイレージ』でこう語ります。

おにぎりを買うために、どうして二四時間こうこうと蛍光灯の輝くコンビニが必要なのだろうか。消費者は食べたいときに好物の「梅」おにぎりが必ずないとだめ、「おかか」や「昆布」では我慢できないという。このような「消費者ニーズ」、つまり消費者の「利便性（コンビニエンス）の誘惑」に応えるため、コンビニやスーパーは一日に何度も配送を行っている。このために費やされるエネルギーや環境に与える負荷は、欠品を回避し顧客を失わずにすむためなら、とるに足らないコストなのである。そのような「消費者ニーズ」は、本当に尊重すべきものであろうか。

英国のあるスーパーでは、店内に「買い過ぎていませんか？」と、お客に買い過ぎを諭す趣旨のポスターが貼られていたそうです。売り手にしてみれば、客が買った商品を捨てようが何しようが、とにかくたくさん買ってくれれば店が儲かるわけですが、このお店はそうは考えなかったということです。

何をすることが「買手よし」なのか、消費者の飽くなき欲望に応え続けることが本当に「お客様本位」なのか、問われるときが来ているのだと思います。

㉛「2020東京」で食品ロス削減はできるのか

東日本大震災以降、「エシカル消費（倫理的消費）」という消費の仕方が注目されるようになりました。「エシカル消費」とは、「人と社会、地球環境のことを考慮して作られたものを購入または消費すること」です。

一般社団法人エシカル協会は、公式サイトの中で「私たち消費者が力の大きさを認識し、『買う』という行為をしっかりと考えて行なうことが大切です。毎日の消費行動は決して個人的な行為ではありません。何かを買う瞬間、人や社会、環境、ひいては未来にまで影響を与えています」と述べています。

環境のことまで配慮して商品や店を選ぶ消費者を「グリーンコンシューマー」と呼びます。イギリスで1988年に発行された「グリーンコンシューマー・ガイド」で提唱された考え方です。グリーンコンシューマーの10原則は次の通りです。

(1) 必要な物を必要なだけ買う。
(2) 使い捨て商品ではなく、長く使える物を選ぶ。
(3) 容器や包装はない物を優先し、次に最小限の物、容器は再使用できる物を選ぶ。
(4) 作るとき、買うとき、捨てるときに、資源とエネルギー消費の少ない物を選ぶ。
(5) 化学物質による環境汚染と健康への影響の少ない物を選ぶ。
(6) 自然と生物多様性を損なわない物を選ぶ。
(7) 近くで生産・製造された物を選ぶ。
(8) 作る人に公正な分配が保証される物を選ぶ。
(9) リサイクルされた物、リサイクルシステムのある物を選ぶ。
(10) 環境問題に熱心に取り組み、環境情報を公開しているメーカーや店を選ぶ。

東京大学名誉教授の山本良一氏先生は、NHK「視点・論点」(2015年9月8日放送)で、2012年のロンドンオリンピック・パラリンピックで採用された倫理的配慮(環境配慮・社会的配慮)について述べています。

倫理的な基準に基づいて調達・生産された品物やサービスを利用するという方針のもと、再利用材やリサイクル材の使用、包装と環境負荷の最小化、有機認証やフェアトレード認証製品の優先的使用が実施されたそうです。

オリンピック・パラリンピックの会期中に提供されたフェアトレード認証製品は、バナナ1000万本、紅茶750万杯、コーヒー1400万杯に及んだとのこと。

他方で、ロンドンオリンピック・パラリンピックでは、1日5回のタイミングで調理された食事が大量に廃棄されたことが、調理を担当したケータリング会社により発表され、それを英国BBCが報じています。

2020年に開催される東京オリンピック・パラリンピックを前に、同競技大会組織委員会では、持続可能性を実現するためのワーキンググループが下記の通り設置されています。

・持続可能性ディスカッショングループ
・低炭素ワーキンググループ
・資源管理ワーキンググループ
・持続可能な調達ワーキンググループ

このうち、資源管理ワーキンググループが2016年5月13日に開催した会議では、「食品ロスの削減が重要課題になっている。ここにもしっかり入れてあるが、今回ロス削減の視点を強化することが大事」「食品ロスに関してはG7でも重要課題となっている」という意見が出されています（組織委員会公式ホームページによる）。

とはいえ、実際には、選手向けに出される食事は、頻繁に作ってはこまめに大量に廃棄されるだろうと私はみています。

開催時期は夏場です。開催国として、絶対に食中毒を出してはならないという責任があり、安全には過剰なほど留意するでしょう。また、選手向けの食事が足りなくなることも許されませんから、「足りなくなるくらいなら余るほうがまし」という考えのもと、すべての料理は多めに作られるはずです。

選手向けに作った食事の余剰分を、たとえば福祉施設や困窮者へ活用するにも、余分な労力やコストがかかるので、まず無理でしょう。そもそも、そんな暇がないでしょう。

「食品ロスの削減は重要課題」と言いながらも、組織委員の方々が、この問題をどれほど現実的に考えているかはわかりません。

2020年には、華やかな部分だけに光を当てるのではなく、食品の廃棄や無駄がどのぐらい出たのかを計測し、せめて情報公開だけでも、きちんとしていただくことを期待したいと思います。

㉜なぜ日本ではドギーバッグが普及しないのか

海外に出かけて、毎回印象に残るのは、外食の機会に当たり前のように持ち帰りをすることです。

私がよく渡航するのは、青年海外協力隊として2年近く働いた経験のあるフィリピンです。フィリピンでは、ありとあらゆる機会に、お客さんが店の人に「持ち帰り」をお願いします。そこで断られているのを見たことがありません。これまで私が見てきたのは、ピザのチェーン店、地域に根ざした小さなレストラン、大規模な中華料理店、トゥロトゥロと呼ばれる屋台、JICAのパーティなどです。

フィリピンでは、日本のスーパーの顧客が袋詰めする台に置いてある、薄いポリ袋に、おかず類を入れてくれます。面白かったのは、私がお世話になっている夫婦が、レストランに「こっちは人間が食べる用。この骨だらけのは犬が食べる用」と言って、人間用と犬用と2つに分けて包んでもらうよう頼んでいたことです。外食の際の食べ残しを持ち帰るための容器を「ド

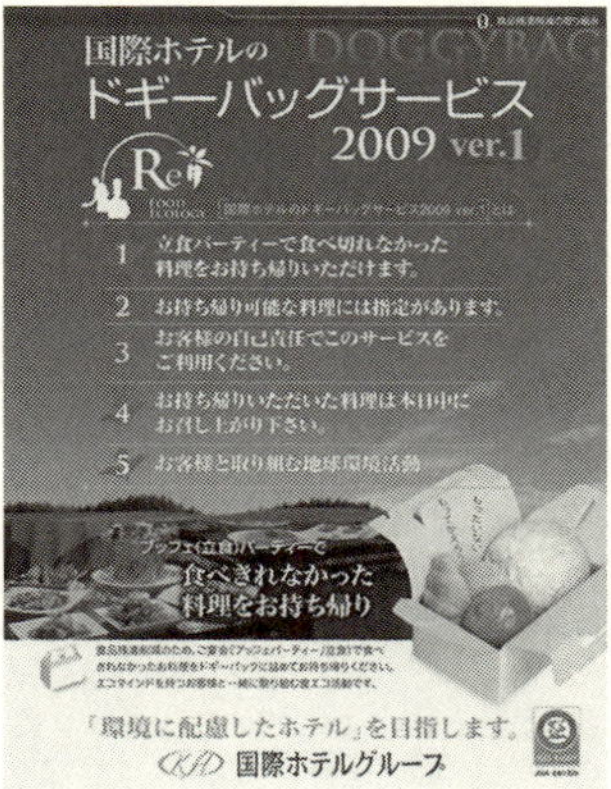

ギーバッグ」と呼びますが、まさにその名の通りです。

日本では、万が一、食中毒になったらという心配から、持ち帰りが許されないお店のほうが多いように思います。不思議なのは、同じお店の「持ち帰りカウンター」では持ち帰りができるのに、イートイン（店内での飲食）のところで食べ残したものは持ち帰りができないことです。同じ場所で同じように作った料理なのに、なぜそうなるのでしょうか。

２００９年には、ホテル業界で初めて、国際ホテル株式会社のグループホテルが、持ち帰りを推奨する取り組みを始めました。国際ホテルは、２００１年に、環境活動の国際規格（ＩＳＯ１４００１）を、新横浜国際ホテル・横浜国際ホテル・立川グランドホテルの３つのホテルで同時に取得しています。

国際ホテルグループでは、公式サイトで、持ち帰りを推奨する取り組みについて、次のように紹介しています。

●パーティ・宴会へのドギーバッグ導入につきまして

食品残滓《ざんし》削減のため、ご宴会（ブッフェパーティ／立食）で食べきれなかったお料理を、ドギーバッグに詰めてお持ち帰りください。エコマインドを持つお客様と一緒に取り組む食エコ活動です。

国際ホテルでは、このための取り組みとして「国際ホテルのドギーバッグサービス2009Ver.1」として下記の取り組みを実施します。

1. 立食パーティで食べきれなかったお料理をお持ち帰りいただけます。
2. お持ち帰り可能な料理には指定があります。
3. お客様の自己責任でこのサービスをご利用ください。
4. お持ち帰りいただいた料理は本日中にお召し上がり下さい。
5. お客様と取り組む地球環境活動

立川グランドホテルではさらに、創価大学経済学部の西浦昭雄教授のゼミと連携し、2015年から「幸せ☆おすそわけプロジェクト」を始めています。創価大学のホームページでは次のように紹介されています。

経済学部の西浦ゼミの学生の発案で、国内の食品ロス削減と途上国の支援につながるドギーバッグ「幸せ☆おすそわけプロジェクト」が立川グランドホテルに導入されました。

ドギーバッグとは、飲食店などで食べ切れなかった料理を持ち帰るための容器です。

今回、西浦ゼミが新たに提案したドギーバッグ「おすそわけBOX」には、ケニアの子どもたちが描いた絵がプリントされています。バッグが1個利用されると、NGOなどの協力団体を通じて、途上国の子どもたちの1日分の給食費と同額の12円が送られる仕組みになっています。

立川グランドホテルでは、2009年からドギーバッグを導入しており、主に立食パーティで年間2000個以上が利用されています。今回、西浦ゼミのプロジェクトに賛同し、このドギーバッグを1000個採用導入しました。今後も継続してお客様に提供していく方針です。

この企画は、ケニアに留学した学生が現地の劣悪な食料事情を目の当たりにし、「食べ物がない途上国と、食品が大量廃棄されている日本。その両方の問題を改善したい」とゼミのメンバーに提案したことから始まりました。

西浦昭雄教授は「社会が抱える課題に『具体的な貢献をしたい』という学生の熱意と行動力に驚いています。学生の取り組みを応援し、企業の皆様に学生を育てていただいていることにも感謝しています」と語りました。

フランスでは、２０１６年初めから、１日１８０食以上提供するレストランに対し、ドギーバッグの提供を義務化する法律を施行しました。

日本でも、いきなりフランスのレベルはハードルが高いですが、生ものは除いて持ち帰りを許可するとか、秋から冬にかけての気温の低い時期のみ許可するなど、融通をきかせて、少しずつ実践できることはあると思います。それだけでも、ずいぶん、食品の無駄は省けるのではないでしょうか。

今日からできること

＊外食の際は、頼んだものを、まずは食べ切る。食べ切れなければ、持ち帰りをお店の人に頼んでみる。

㉝「割安だから大サイズを買う」はかえってムダ

ある自治体で、消費生活相談員の方々向けに食品ロスの講演に呼ばれたことがありました。店頭では、賞味期限の迫ったものほど手前に並ぶので、奥から、新しいものを取る人が多く、手前のものが売れ残って無駄になってしまうことをお話ししました。そして「できるだけ手前から取りましょう」とお話ししたところ、最後の質疑応答で、70代とおっしゃる女性の方から、ものすごく怒った表情で、勢いよく質問されました。

「わたしゃ一人暮らしだから、手前から牛乳取ってたら、腐らせちゃうんだよっ!!」

彼女は、たぶん、1リットルの大サイズの牛乳のことを言っていたのだと思います。客席の一番前に座っていた女性が、小声で「じゃあ、小さいサイズを買えばいいじゃん」とつぶやいてくれました。

別の自治体でも、同様のことがありました。最後の質疑応答で、やはり70代とおっしゃる女性から「一人暮らしで、キャベツを買うと、冬は使い切るのに、夏は余らせてしまう。どうしたらいいでしょう」と質問されました。「半分や、4分の1サイズのものが売っていますから、夏はそれを使ったらいかがですか?」とお答えしたところ、「でも、丸ごと買ったほうが安いから……」と言われました。丸ごとのほうがいくら割安でも、それで余らせて捨てていたら、結局「割高」になるのではないでしょうか。

どうしても丸ごと買いたいのであれば、太陽の光に当てて乾物にしたり、マリネや漬物にするなど、日持ちのする方法を工夫してみればよいと思います。それも面倒、でも日持ちはさせたいというのは、無理な話です。

フィリピンでは、日本に輸出するためのオクラが、たくさん栽培されています。ですが、曲がっている・大き過ぎるなど、日本の規格に合わず輸出できないオクラが、一つのオクラ輸出企業だけで年間100〜200トン廃棄されています。

このオクラ輸出企業の悩みを受けて、私は、2012年から14年までの3年間、年に2〜3回、フィリピンに通っていました。フィリピンは物流コストが高いので、まず運送企業の協力を得て、運送費無償でトラックへ余剰のオクラを載せてもらい、計44回、16の福祉施設に合計5・8トン(25キログラムの袋×235袋)の新鮮なオクラを配りました。

しかし、オクラは生ものですから、時間が経つとどうしても黒ずんできてしまい、このよう

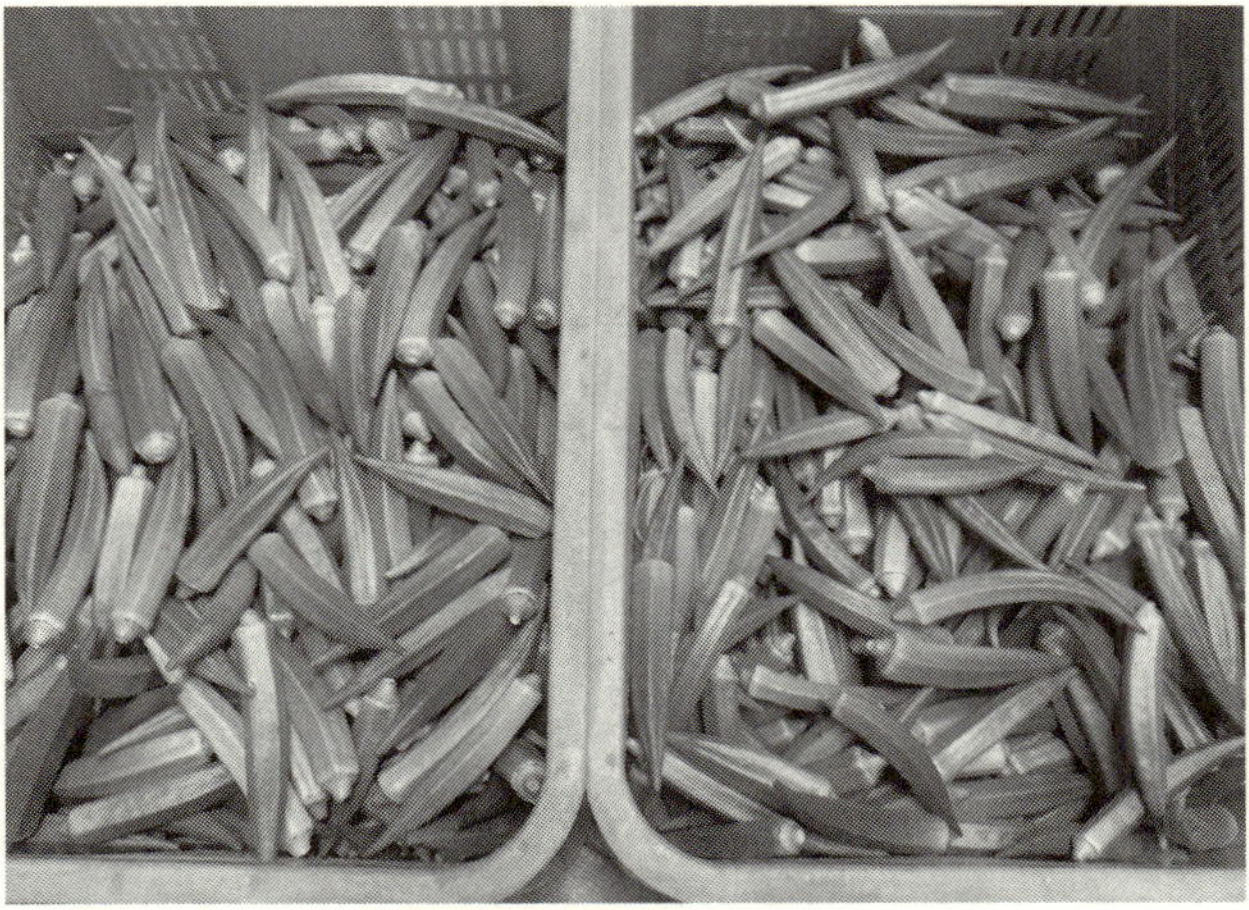

日本の規格からはずれたため廃棄される新鮮なオクラ●筆者撮影

な使い方には限界があります。

そこで、オクラを切り刻んで、麺のドウ（生地）に練り込み「オクラヌードル」を作る実験もしました。オクラヌードルに加工することによって、日持ちが6カ月間延びることになります。

青年海外協力隊時代には、栄養価の豊富なモロヘイヤを使って、現地の栄養改善や食品加工、女性の職業支援をしていました。そのときにも、モロヘイヤを太陽の光で乾燥させ、粉にし、「モロヘイヤクッキー」や「モロヘイヤキャンディ」などを作って販売するという、職業のない女性たちが収入を得られるプロジェクトを立ち上げたことがありました。

農産物、とくに葉物野菜などは、そのまま置いておくと、すぐにだめになってしまいます。

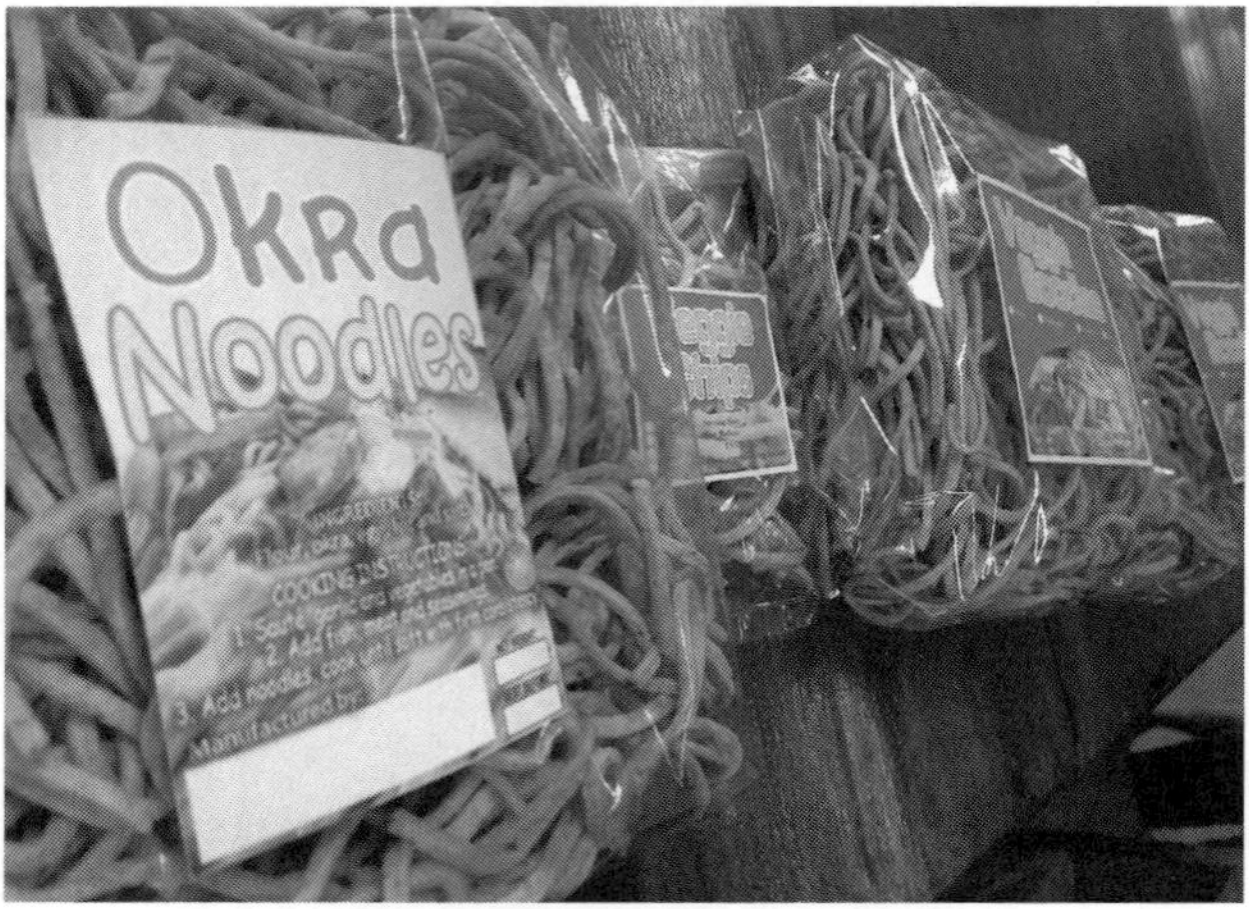

完成したオクラヌードル（賞味期間は6カ月間）●筆者撮影

でも、乾物にする、加工するなど、ひと手間かければ、賞味期間を延長させることが可能となります。個人のレベルでも、また、自治体や企業などでも、食品ロスを減らすための、こういった工夫がもっと積極的にされるといいと思います。

今日からできること

＊家族が少人数で使い切れない人は、牛乳を1リットルサイズでなく、500ミリリットルや250ミリリットルのものなど、いつもよりひと回り小さいものを買ってみる。

＊「使い切れるかな」と心配になったら、半分や4分の1にカットされたキャベツや、1本ずつバラ売りのきゅうりを買ってみる。

㉞食べ方のマナーは習うのに「買い方」のマナーは習わない

食べ方のマナー本はいろいろ出版されていますが、食べ物の「買い方」のマナー本は見かけたことがありません。物をお店で手に入れるには、お金さえ払えばいいので、そこにマナーも何もない、という考え方だったのだと思います。

でも、スーパーなどで買い物をしていると、「買い方」にもマナーが必要なのでは……と思わされる光景をたびたび目にします。

先ほどの「クリエイティブな買い方チェックリスト」にも挙げましたが、野菜や果物を、やたらと手でさわりまくり、キレイに積んであるのをくずして放置していく人。果物がケースに並んで積み上がっている中、下のほうへ手を伸ばしている人。なんでもかんでも棚の奥に手を伸ばし、日付の新しいものを選んで取っていく人。カゴに入れたものの、途中で「要らない」と思ったのか、全然違う売り場に放置していく人などなど……。

実は、「買い方」については、中学校の家庭科で教えることになっています。代表的な2社の教科書を比較してみました。

まず、東京書籍。「4編　私たちの消費生活と環境・1章　私たちの消費生活」に「商品の選択と購入について考えよう」という項があります。その中に「次の商品を購入するとき、あなたならどれを選びますか」という、きゅうりの買い方の問題があります。

A　価格1本80円、○○県産（遠い地域）、まっすぐな形
B　価格1本60円、地元産（住んでいる地域でとれたもの）まっすぐな形
C　価格3本160円　地元産　曲がっている

なかなか考えさせる問題です。さて、中学生はどれを選ぶのでしょう。また、この場合、教員は、はたしてどれを勧めればよいのでしょう。

もし、私が教員なら、「家庭で使う場合は曲がっていても構わないのでC」「飲食店など、形がまっすぐな必要がある場合はB」を勧めます。この章の「エシカル消費」で触れた「グリーンコンシューマーの10原則」に基づけば、「近くで生産・製造された物を選ぶ」とありますので、遠くで生産されたAの選択肢は除外されます。

教科書には、正解は書いてありません。そのかわり、商品を選ぶときのポイントの例として「品質、機能の面から」「価格の面から」「アフターサービス」「環境への配慮」が挙げられています。

「商品の選択と購入」のところには次のようなことが書いてあります。

商品を購入するときには、まず、それが自分や家族にとって本当に必要なものかどうかを考え、必要だと判断したら計画的に購入することが大切です。目的に合った商品を購入するためには、品質、機能、価格、アフターサービス、環境への配慮などについての情報を収集し、整理する必要があります。情報を収集する手段としては、商品のパンフレットやインターネットによる情報検索などがあります。しかし、売り手からの情報は、商品の良い点だけが強調される傾向があるので、複数の情報を比較したり、自分の目で確かめたりすることが大切です。また、商品に付いている表示やマークの意味を理解して商品を選択することも大切です。商品を購入した後は、本当に必要であったか、毎日の生活の中で活用しているか、環境に負荷を与えていないかなどについて見直しましょう。

次に開隆堂を見てみます。

「商品購入のプロセス」のところには「必要なものとほしいもの」として次のようにあります。

わたしたちが購入しているものの中には、生活に必要なものと必ずしも必要ではないものがあります。お金や資源には限りがあるため、必要なもの（ニーズ Needs）とほしいもの（ウォンツ Wants）に分けて購入順位を考えることが大切です。

これはとてもいい話です。次のような記述もあります。

購入以外の方法として、自分でつくったり、既存のものを工夫したり（リフォーム・リメイク）、誰かからもらったり、借りたり（レンタル）して必要を満たすこともできます。他の人と共有（シェア）する方法もあります。

比較してみて、購入について解説するページで、あえて「購入以外の方法」について触れている開隆堂のほうがよいと感じました。「買う」ことを前提とするのではなく、「買わない」選択肢も提示しているからです。

2社とも、これとは別に、「食品の選択・購入」についてのページがあります。

開隆堂の教科書では、賞味期限について次のように説明しています。

おいしさが保証されている期限。期限を超えても食べられないということではない。製造日を含めておよそ5日以上、3か月を超えるものは年と月で示す。牛乳・乳製品、ハム、ソーセージ、冷凍食品、即席めん類など（に表示される）。

東京書籍はこうなっています。

おいしさなどの品質が保証される期限。比較的長く保存が可能なもの（スナック菓子、即席めん、缶詰、ソーセージなど）に表示される。

「期限を超えても食べられないということではない」とはっきり書いている開隆堂のほうがよいと思います。

「食品の選択と購入」については、東京書籍では次のように書いてあります。

食品を適切に選択するためには、消費者として日頃から意識して食品の品質を見分けることが大切です。生鮮食品は、色、艶、みずみずしさ、張り、臭いなどのほか、野菜など実際に手に取ることができるものは、弾力や重さなども確認しましょう。加工食品も、ある程度は外観から品質の低下を見つけることができます。缶詰の缶が膨張したり、包装材が破損したり、食品の形が崩れたりしているものは、避けましょう。食品を選択、購入するときは、外観で見分けるほか、表示やマーク、価格、環境への配慮などについても確かめましょう。

開隆堂では、次のようなことが書かれています。

食品購入の考え方　1．何の料理をつくるか。2．今ある食品は何か、どの食品を新たに買うか。3．分量はどのくらい必要か。4．他に使う予定があるか、いつまでに使い切るか。安売りや大量販売の商品は、計画的に購入しないとむだにすることもあります。

食品を購入するときは、献立をもとに、調理にかける時間や自分の技術を考えて調理計画を立て、食品の在庫を調べてから、何を購入するかを考えます。買い物袋（エコバッグ）を持参するなど環境にも配慮して、必要な分だけ購入します。生鮮食品を選択・購入する場合は、価格や鮮度、出盛り期（旬）を確認し、名称・原産地やその他の表示も確かめます。購入後はそれぞれの生鮮食品にふさわしい方法で保存するか、早めに使い切りましょう。加工食品を選択・購入する場合は、その目的や用途をはっきりさせ、価格だけでなく、表示やマークを確かめましょう。賞味期限と消費期限のちがいや保存方法を知り、表示の内容を理解して、買うか買わないか、どれを買うかを自分で選択するようにします。

生産情報公表ＪＡＳマークも参考になります。

これも、比較してみて、「安売りや大量販売の商品はむだを生じやすい」と指摘している開隆堂の細やかさに軍配をあげたいと思いました。

ただ、2社とも言及していない点があると感じました。それは、実際の店舗で購買するにあたっての「他者への配慮」の姿勢です。

自分だけが大量に買い占めたら、他にも買いたい人が困ってしまうということ。

自分だけが新しいものを求め、今日食べるにもかかわらず、賞味期限（期間）がたくさん残っているものを選べば、古いものが売れ残り、店舗が困ってしまうということ。

いったんカゴに入れたものを別の売り場に置きっぱなしにしてしまうと、店側が不審物として廃棄せざるを得なくなってしまうから、カゴに入れたけれど買わないものは元の売り場にきちんと戻すこと。

レジの順番を待っているときも、買うものが少ない人に、先にゆずってあげるような精神的余裕を持つことなどなど。

私の中学時代には、技術・家庭科は、男子が技術、女子が家庭と別修でした。完全に男女とも必修になったのは2002年からだそうです。

つまり、2016年時点で30代かそれより上の年代の男性には、家庭科を習っていない人がいる、ということになります。

また、家庭科は受験勉強に関係ないということで、おろそかにされがちなので、習ったはずの人にとっても、「そんなこと学校でやったかな」と印象が薄いのではないでしょうか。

「食べ物を選ぶ」「食べ物を買う」という行動は、多くの人が生きている限り、やり続けなければならないことです。その基本について、まともに学ぶ機会がない。もしくは、受験をくぐり抜けることが優先され、無視・軽視されてきた。その結果、食べ物の選び方・買い方がわからない人だらけになり、食べ物についてたいして知らない人でも食べ物を作り、売り、買うことができる世の中になってしまっています。

食品ロス大国・日本という現状は、生まれるべくして生まれたのだとも言えるでしょう。

㉟空腹で買い物に行くと買う金額が64％増える！

おなかがすいているときに買い物に行くと、何でもおいしそうに見えたりしませんか。

米国内科学会の学会誌に発表された実験結果があります。米国コーネル大学・心理学専攻のブライアン・ワンシンク氏の実験です。それによると、空腹時に買い物をすると、高カロリー（エネルギー）の食品を求めがちになり、低カロリーの食品を選びにくくなる傾向があるそうです。

実験には、18歳から62歳までの男女68名が参加しました。5時間以上食事をしない状態で実験を開始し、昼（12時）から17時までの5時間、インターネットを閲覧しました。

対象者は2群に分けられ、閲覧中クラッカーを好きなだけ食べてよい群では、高カロリーの食品を平均3・95品目買った一方、空腹な群では5・72品目と多かったそうです。ただし、低カロリー食品については、2群間に差がなかったとのこと。

インターネットだけでなく、実際の食料品店でも同様の実験を行ったところ、空腹の群のほうが、高カロリー食品をより多く選ぶ傾向が見られたそうです。

同様の実験は、米国ミネソタ大学のアリソン・ジンシュー氏らも行っています。379名の対象者で実験したところ、空腹状態の被験者はそうでない人に比べて多額の買い物をする傾向が見られ、最高で64％も多くのお金を使ったのだそうです。ジンシュー氏によれば、空腹時は、胃の中でグレリンというホルモンが産生され、脳内に影響を及ぼし、物を手に入れるための行動を活性化するのだそうです。

このミネソタ大学での研究結果は、ある全国紙も記事で引用しており、「空腹状態で買い物に行くと、空腹でないときの買い物と比べて、買う金額が64％増える」と書いてありました。

このことを講演でご紹介すると、ドッと笑い声が起こります。「あるある……」「そうなのよね……」、みなさん、身に覚えがあるのでしょう。ある男性にこれを話したら、「これって外食でも一緒ですよね」と言っていました。たしかに、空腹状態で飲食店に入ると、何でもおいしそうに見えて、つい頼み過ぎてしまいます。

横浜・中華街には、注文したものをすべて食べ切ってからでないと次の注文を受け付けない、というお店があります。テレビでも何度か紹介されていましたが、いいことだと思います。

今日からできること

＊買い物に行く前は、少し何か食べたり飲んだりしてから出かける。

第5章 食べ物をシェアする生き方

㊱大手スーパーの売れ残り食品廃棄を禁止したフランス

2016年2月3日、フランスは、世界初の法律「食品廃棄禁止法」を制定しました。大手スーパーで売れ残った食品を廃棄するのを禁ずる法律です。売り場面積が4305平方フィート（400平方メートル）以上のスーパーを対象としています。売れ残った食品は廃棄せず、フードバンクなどの慈善団体やチャリティに寄付、あるいは飼料（動物のエサ）などとして活用します。違反した場合には、7万5000ユーロの罰金もしくは懲役2年の刑罰が科せられます。

フランスの食品廃棄量は、1人あたり年間20～30キログラム。ちなみに、日本はおよそ50キログラムです（WFP、平成25年度 総務省人口推計による）。

フランスの廃棄コストは年間最大で200億ユーロかかっています。フランス政府は2025年までに食品廃棄を半減させることを目標に定めています。

フランスで世界初の法律が制定された2016年2月3日、日本では節分でした。恵方巻きが売れ残る様子が写真に撮られ、SNS上で、フランスの取り組みと対比され、「日本はどうなっているんだ」と議論になったことは、前にもお話ししました。

2016年3月には、イタリアでも同様の法案が可決されました。賞味期限を過ぎた食品でも寄付することができ、寄付を行うと税金が減免されるという法律です。

日本で、フランスと同様の法律が制定される見込みはあるでしょうか。日本の食品業界は、ピラミッドにたとえれば、食品メーカーが一番下にいて、スーパーやコンビニ、百貨店などの小売店が一番上にいるという構図です。メーカーが、販売チャンスを与えてくれる人に逆らうことは難しい状況です（ただし、議員立法の動きはあります）。

2016年4月17日に放送された、NHK・ドキュメンタリーWAVE「食料廃棄物をゼロにせよ～フランス社会の挑戦～」では、フランス北西部の大型スーパーで売れ残った食品を受け取る慈善団体の様子が紹介されました。

そこで衝撃的だったのは、野菜や果物など日持ちしない農産物を含む寄付がフードバンクへ殺到し、フードバンクでもそれらをすべて支援に回すことができず捨てている……という映像でした。結局、法律ができても、捨てる場所と、捨てるコストを払う人が変わっただけで、大量廃棄という現実はなかなか変わらない、ということになるのでしょうか。

それでも、フランスのこの法律と取り組みは、世界の先進国の注目を集めています。先進国は、どこもフランスと同様の悩みを抱えているからです。

フランスでこのような法律ができた背景には、一人の男性議員の存在があります。

日本では「公明党食品ロス削減推進PT（プロジェクトチーム）」が発足しました。この座長で参議院議員の竹谷とし子さんと私は、2016年2月から3月にかけて、東京都内7会場で食品ロス削減について講演して回りました。2014年には民主党（現：民進党）より依頼を受けて、議員会館で食品ロスとフードバンクについてプレゼンテーションをしたこともあります。また2016年8月には、公明党の東京本部で講演をしました。

現在、主宰している「食品ロス削減検討チーム川口」にも、2名の川口市議がメンバーとして参加しています。

かつて食品メーカーにいたとき支援していた「チャイルドライン支援センター」では、子どものいじめや自殺などの社会的課題に対し、議員の方が党派を超えた「超党派」として活動するようになりました。食品ロス削減も、党派にこだわらない同様の動きになればと願っています。

社会が動くとき、たくさんの人が関与する場合もありますが、たった一人のキーパーソンが社会を動かすこともあります。行政でも企業でもそれは同じです。一人でも熱意を持ったキーパーソンがいる組織は、それまでの先入観や前例を打ち破るような動きを見せてくれます。そう思うと、「たった一人で動いてもどうしようもない」「何も変わらない」などとあきらめることはない、と励まされます。

㊲「おそなえもの」をシェアする「おてらおやつクラブ」

「おてらおやつクラブ」という活動があります。お寺にお供えされる様々な「おそなえもの」の食べ物を、だめになる前に、仏さまからの「おさがり」としていただき、全国のひとり親世帯を支援する団体と協力して「おすそわけ」する活動です。奈良県・安養寺の住職である松島靖朗《せいろう》さんが2014年1月に始めました。

きっかけは、2013年5月に大阪市北区で起こった母子餓死事件だったそうです。28歳のお母さんと3歳のお子さんが餓死。お母さんの書き置きには「最後に、おなかいっぱい食べさせてあげたかった。ごめんね」とありました。

当時、1児の父親となったばかりだった松島さんとしては、「もうこれはなんとかしなければ」と、じっとしておられず、行動に移したそうです。お寺に生まれ、「おそなえもの」の果物や菓子が傷んで処分されるのをずっともったいないと感じていたことも、背景にありました。

そんな一人の思いから始めた活動は、あれよあれよという間に広がり、2年ちょっとで、な

おてらおやつクラブの支援の流れ

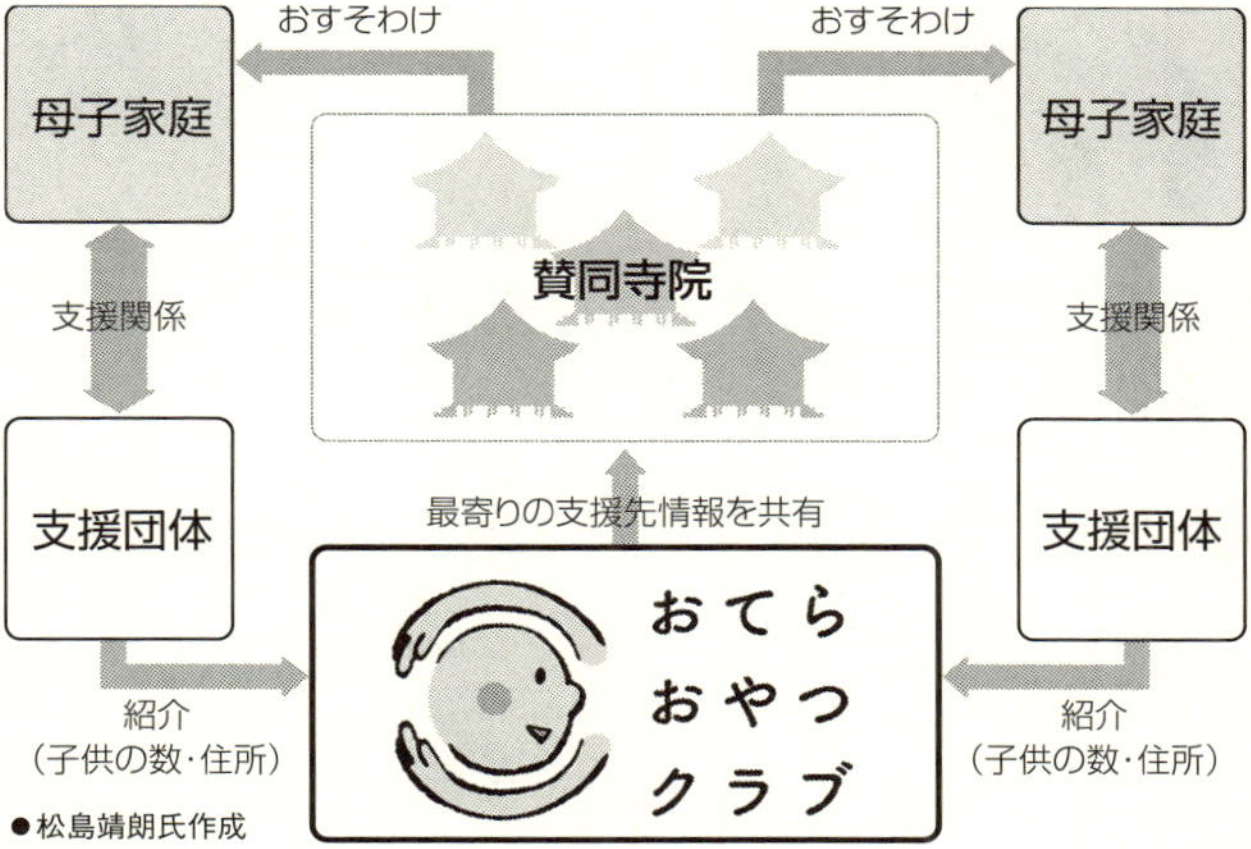

●松島靖朗氏作成

んと全国47都道府県にまで広がりました。全国447のお寺が協力してくださっているそうです（2016年9月24日現在）。

お寺には、旬のもの、地のもの（地元で採れたもの）、果物、菓子などがお供えされます。お供えされたものが、最終的にどうなるのか。それは当事者のお寺さんしかわからないことですが、お話によれば、捨てられてしまうことが多いようです。実はこれは、どのお寺にも共通する悩みで、このことに心を痛めていた人は多かったようです。

「おてらおやつクラブ」の活動を始めて、同じように活動を始めたお寺さんからは、「助かった」「これで救われる」といった反響が多くあったそうです。「これなら自分たちでもできる」というハードルの低さも、広がりの早さに

おてらおやつクラブのロゴマーク

つながっているようです。

「おてらおやつクラブ」では、全国のお寺で「おそなえもの」として使われた食べ物を、そのお寺に近い母子支援施設へ届け、ひとり親世帯の子どものおやつとして使います。全国447のお寺をつなぐのが、おてらおやつクラブ事務局です。支援の流れは下記のようなサイクルです。

経済的に困窮しており食べ物に困っているひとり親世帯

↓

母子支援施設がおてらおやつクラブにその世帯を紹介する

↓

おてらおやつクラブ事務局に情報が集まる

↓

全国の賛同寺院のうち、当該家庭の近くのお寺へ連絡する
←
お寺から困窮しているひとり親世帯へ食べ物を送る

松島さんのお考えでは、お寺はあくまで「後方支援」とのこと。お寺は、ひとり親世帯などを支援する「専門家」ではない。一歩引いて、支援団体を後ろから支えてあげるというサポートの仕方をしています。

おてらおやつクラブのロゴマークは、真ん中に子どもがいて、その子どもを両腕でかこうような、まるい形をしています。これは、真ん中は子ども（守られている人）ですが、私たち支えている人も、いつ、守られる側になるかわからない。支えている人も守られている人も自分ごとに……という思いがこめられています。

お寺に「ある」ものと、社会に「ない」ものとをつなぐ活動。それが、おてらおやつクラブです。

松島さんの「おてらおやつクラブ」を知った方の中には、「おそなえもの」として、日持ちのするパスタやシリアル、レトルトカレーやホットケーキミックスなどを持ってくる方も増えているそうです。

今日からできること

＊近くのお寺に「おてらおやつクラブ」を紹介してみる。

＊おそなえものを持っていくときは、日持ちのするものを持っていくように心がける。

㊳家庭で余っている食べ物を持ち寄る「フードドライブ」

家庭で余っている食べ物はありませんか。お中元やお歳暮でいただいたけれど、「うちでは海苔は食べないよね」「和菓子は子どもも自分も好きじゃないし」など、食べないもの。安売りやまとめ買いで買い過ぎてしまい、気がついたら賞味期限が迫ってきているもの。災害時のために備蓄していたけれど、使わなかったもの。冠婚葬祭などでいただいたお茶や食料品セット。海外旅行のお土産でいただいたけれど、あまり好きではなく、そのまま放置しておいたもの、などなど……。

そのような食料を、捨てないで持ち寄り、食べ物に困っている人や福祉施設に寄付するという取り組みがあります。これを「フードドライブ」と呼びます。

「ドライブ」というと、日本では車の運転を思い浮かべると思いますが、"organized effort or campaign to achieve"すなわち、「募集のための宣伝」や「運動」といった意味もあります。米国では「Paper Drive（古新聞を集める活動）」や「Book Drive（本の寄付）」「Toy Drive

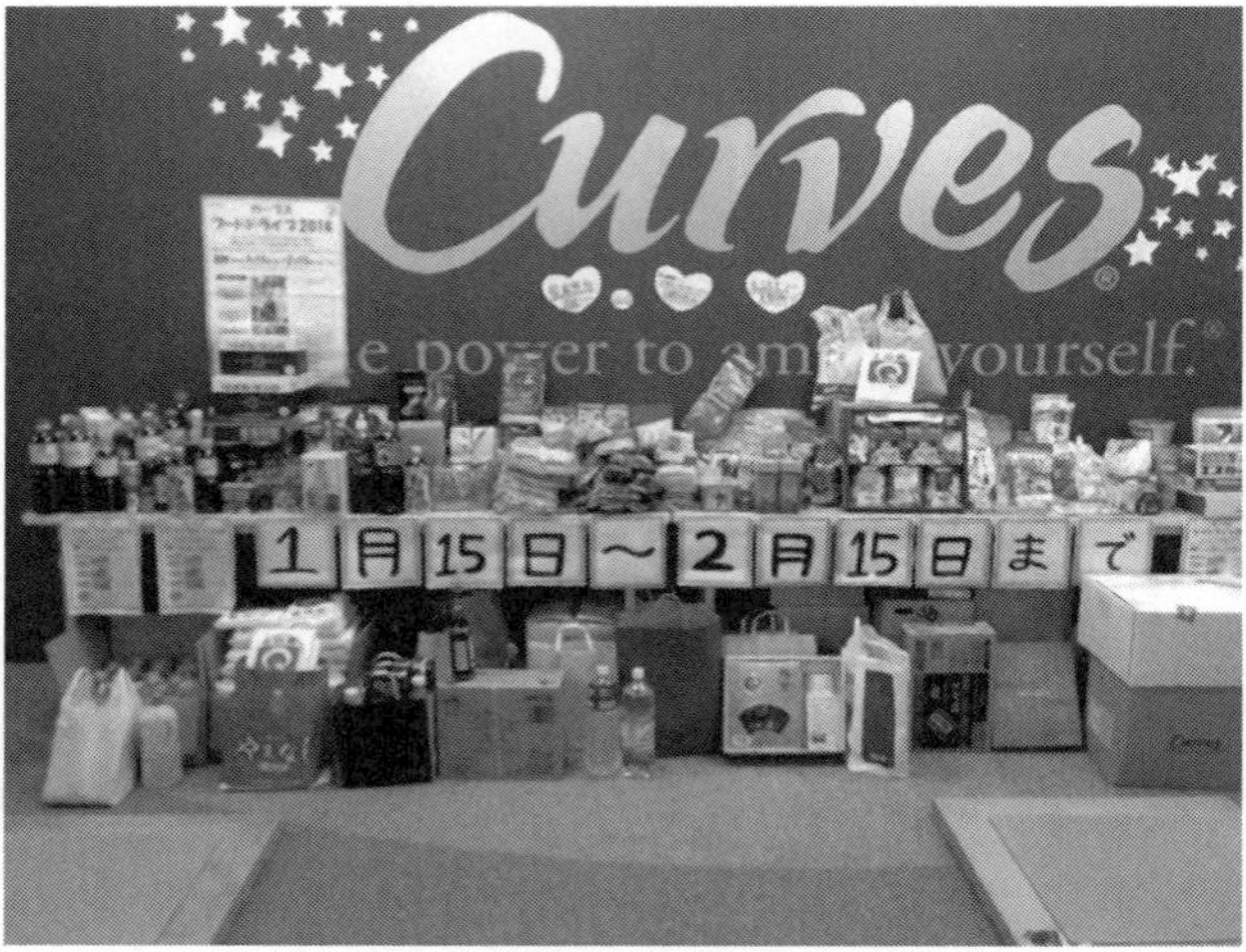

フードドライブで集まってきた食品 ●株式会社カーブスジャパン提供

（おもちゃの寄付活動）」「Clothing Drive（衣類の寄付活動）」「Uniform Drive（不要になった制服の寄付活動）」「Blood Drive（献血運動）」など、様々な「ドライブ」があるようです。

米国でフードドライブの活動が盛んになったのは、1960年代と言われています。

女性専用の30分フィットネスチェーン「カーブス」をご存じでしょうか。米国の「カーブス」では1999年からフードドライブを行っているそうです。日本のカーブス（株式会社カーブスジャパン）でも、2007年11月に、初めて全国で同時に開催したとのこと。以来、毎年継続してフードドライブを行っています。

初回は11月実施でしたが、参加者からの

「お歳暮やお年賀の後のほうがもっと（食料品が）あるのに」という声を受け、3回目からはお正月明けの実施にしたとのこと。この活動を広く知ってもらうため、カーブスでは1月15日を「フードドライブの日」に制定しました。

2016年は、1月15日から2月15日まで1カ月にわたり、「第9回　カーブスフードドライブ」を全国約1600店舗で開催しました。持ち寄る食品は、「賞味期限が2016年5月1日以降の常温で保存できる食品」と指定しています。すなわち、期間最終日の時点でも、2カ月半、賞味期限が残っている状態です。

参加者は全国で約17万1000名に及び、集まった食料品の重量は、およそ240トン。これらを、全国約630の施設や団体（児童養護施設・母子生活支援施設・障碍児施設・介護施設など）に寄付したそうです。

企業のほか、自治体でも、フードドライブを実施しているところが全国にあります。

東京都世田谷区では、2014年から、毎年定期的にフードドライブを実施しています。2014年5月開催の世田谷環境ネットフェスタ2014、同年10月に開催した世田谷清掃工場フェア2014、同年11月に開催した世田谷くらしフェスタ2014、2015年1月に開催した世田谷子育てメッセなど、この4回のイベントで実施したフードドライブで集められた食品は合計1475点、重量にして386キログラムになるそうです。世田谷区のホームページで実績を紹介しています。

東京都文京区でも、同様に、毎年10月に開催するエコ・リサイクルフェアなどを通してフードドライブを定期的に実施しています。2015年10月24日に実施したフードドライブでは、49名から477点、合計重量137・2キログラムの食料を集めたそうです。

これら世田谷区や文京区で集めた食料品を活用するのが、フードバンクのセカンドハーベスト・ジャパンです。フードバンクについては、あらためて次項でお話しします。

「フードバンク」が、フードドライブの実施主体になっている場合も多くあります。たとえば長野県松本市では、2016年2月18日、松本市役所でフードドライブを実施しました。これを主催したのが、フードバンク信州（長野市）というフードバンク団体です。フードバンク信州は、食品ロス削減と生活困窮者支援を目的とし、長野県の生協連合会など15団体や有志の市民で構成され、2015年10月に設立されました。2015年12月には初めてのフードドライブを実施し、33名が合計290キログラムの食料品を持ち寄ったそうです。他にも、全国のフードバンク団体が、それぞれのやり方で、フードドライブを実施しています。

フードドライブは大学などの学校でも行われています。大学の学園祭や文化祭など、人が多く集まるところは、フードドライブの実施場所として理想的です。食料品の提供がなくても、

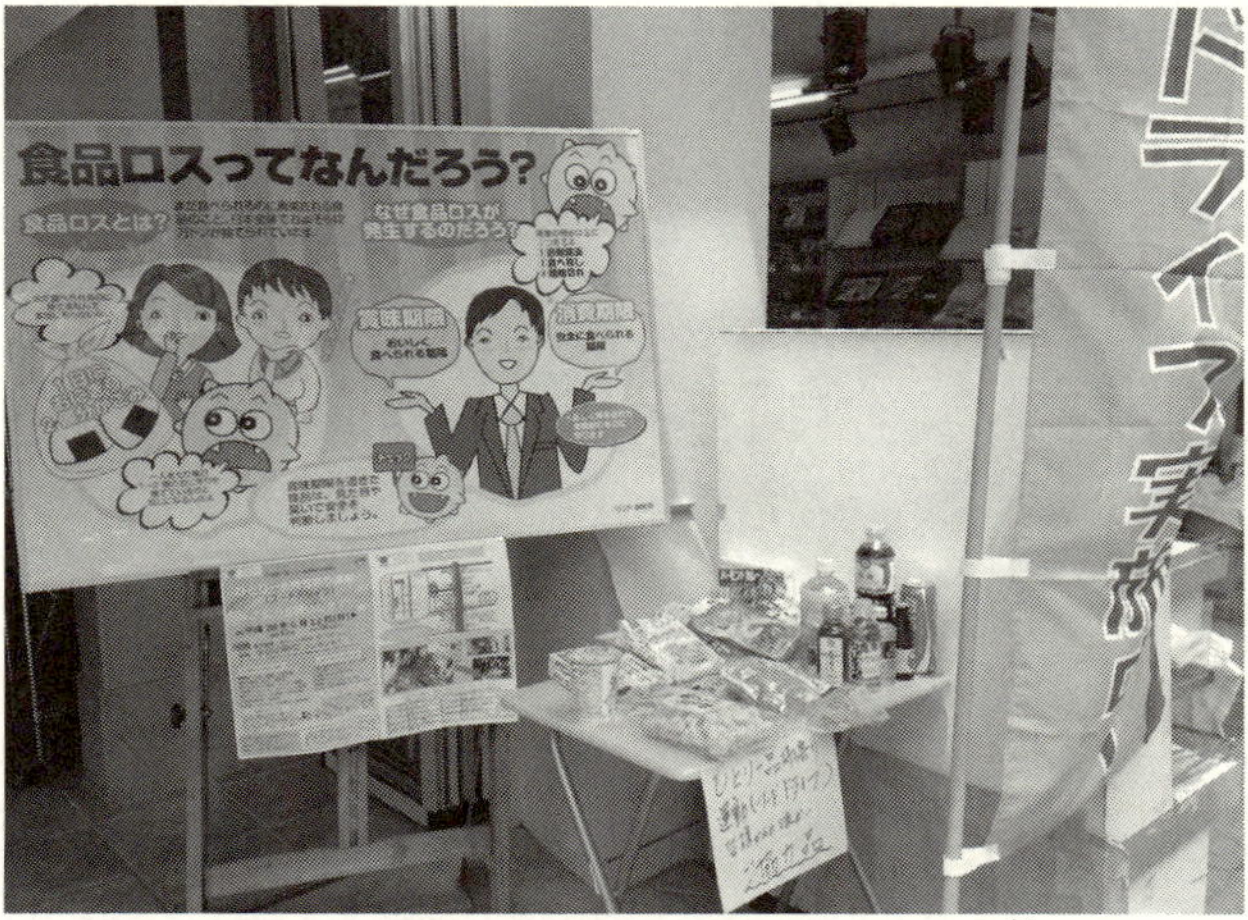

埼玉県川口市のJR川口駅東口にある川口銀座商店街（樹モール）の燦《さん》プラザで実施したフードドライブ（2016年6月12日）●筆者撮影

「ああ、こういう取り組みがあるんだ」と、通りがかりの人に知ってもらうだけでも、意味のあることだと思います。

東京都北区にある中高一貫の順天中学・高等学校では、毎年1月にフードドライブを実施しています。この学校は、１８３４年（天保５年）に創立された「順天堂塾」をルーツとし、１８０年にも及ぶ歴史を持っています。２０１６年４月に発生した熊本・大分地震においても、フードドライブを実施しています。

私が埼玉県川口市で主宰している「食品ロス削減検討チーム川口」でも、第1章でお話しした通り、２０１５年12月と２０１６年６月にフードドライブを実施しました。１回目は２日間で１３０キログラム、２回目は１日で１０４キログラムの食料品が集まりました。

海外で多いのは、スーパーマーケットで実施する「フードドライブ」です。出入口のところにボックスを置き、買い物客が自宅から持ってきた余剰食品を投入します。たまったら、フードバンクなどの団体が引き取り、困窮者や福祉施設の支援に活用する、という取り組みです。

米国では、シカゴへ出張したとき、スーパーへ取りに来る、フードバンクの関係者と思われる人を見かけました。イタリアに住んでいた知人からは、スーパーへ買い物に行くと、入口で「ツナ缶を5つ買って寄付してください」などのチラシが配られるという話を聞きました。自分の買い物と一緒に指定された食品を買い、出口でそれをボックスに投入して寄付する、という仕組みだったそうです。韓国でも、スーパーの出入口にそのようなボックスが設置されています。

日本では、フードバンク山梨が「きずなBOX」(フードドライブの箱)を実施しているスーパーを紹介しています。地元のスーパーで集まった食料品を、フードバンク山梨が集めて活用しています。

2015年5月、静岡県のフードバンク「フードバンクふじのくに」の設立1周年記念シンポジウムでの記念講演の依頼を受け、静岡へうかがった際には、静岡県のスーパー「しずてつストア」(株式会社静鉄ストア)を視察しました。出入口に、ドラム缶の形をしたフードドライブのボックスが置かれ、そこへ買い物客が家で余っている食料品を投入していく仕組みでした。しずてつストアのホームページのトップには、フードバンクふじのくにのバナーが貼られており、フードドライブに協力していることを打ち出しています。

日本全体で、事業者から出される食品ロスは330万トン。かたや、フードドライブで集められる食料品は、企業体のカーブスで240トン。カーブスで集められた分だけ見ても、食品ロス全体の0・00007％に過ぎません。

ただ、これをもって「フードドライブなんかやっても意味ないんじゃないの」というのは早計だと思います。たしかに集まる食品は、食品ロス全体から見ればごくわずかです。ですが、これまで食品ロスなど意識しなかった人が、問題の存在を知り、また日本にも食べるものに困る人がいるということを知るきっかけとなる、シンボリック（象徴的）な活動としての意義はとても大きいと思うのです。

ここに紹介した以外でも、人が集まるところであれば、フードドライブはどこでも実施できます。見つけたら、ぜひ参加してみませんか。

今日からできること

＊近くでフードドライブの取り組みを見つけたら、寄付してみる。

＊自治会や町内会、学校や自治体のイベントなどで、フードドライブを企画してみる。

㊴「食品ロス」を「支援」に変える「フードバンク」の活動

　これまでもたびたびお話ししてきたように、まだ食べられるにもかかわらず、賞味期限接近のため流通できないなど、様々な理由で廃棄せざるを得ない食品を「食品ロス」と呼びます。この食品ロスを、事業者や個人から引き取り、福祉施設や生活困窮者など、食料品に困っている人に無償で分配する活動やシステム（仕組み）、もしくはその活動を行う団体を「フードバンク」と呼びます。

　世界初のフードバンクは、１９６７年に米国で始まりました。１９６０年代後半、米国・アリゾナ州フェニックスのスープキッチン（生活困窮者のための無料食堂）でボランティアをしていたジョン・ヴァンヘンゲル氏が、スーパーマーケットのゴミ箱に、まだ十分に食べられる食品が捨てられていることを知りました。そこで、スーパーの職員に、捨てる前に食品を寄付してくれるよう依頼。スーパー側はこれを了承し、食品を寄付しました。これが、世界で初めてのフードバンクと言われています。

フードバンクを経由する食品の流れは次のようになっています。
食品メーカーやスーパーなどの小売店は、食品をフードバンクが所有もしくは借りている倉庫に預けます。企業が配送コストを負担する場合と、フードバンクが引き取りに行く場合があります。食品を必要とする福祉施設や生活困窮者は、フードバンクで食品を直接受け取る場合と、届けたり送ったりしてもらう場合があります。

なぜ「バンク（銀行）」という名前がついたのでしょう。米国でこの活動が始まった当初、ある女性が、「銀行は、お金を預けておいて、必要なときに受け取る。食品も、預けたものを必要なときに受け取ることができる銀行のような場所があればいいのに」とジョンに話したのだそうです。それが、「フードバンク（食料銀行）」という名前の由来となったと言われています。

ジョンは、彼の地元にあるセント・メアリーズ教会に、預かった食べ物を保管するための倉庫を貸してもらえるよう交渉しました。教会側はこれを快諾し、倉庫を貸してもらえることになりました。そこで教会の名前をとって、最初のフードバンクは「セント・メアリーズ・フードバンク」と名付けられました。世界初のフードバンクは、1967年から1968年までの1年間で、110トンの食品を36の組織に配布することができました。

1976年、米国連邦政府は、フードバンクを全国各地に設立するための資金を拠出し、1

977年までの間に、18の都市でフードバンクが設立されました。1979年、ジョンは、全国のフードバンクを統合し、「セカンドハーベスト」（Second Harvest）という組織を作りました。1度目の収穫で得られた食品が捨てられる前に救いとる、「2度目の（Second）収穫（Harvest）」という意味です。その後、セカンドハーベストは全米の食品企業から食品の寄付を大量に受け付けるようになりました。

セカンドハーベストの設立から20年経った1999年、組織は「アメリカズ・セカンドハーベスト」（America's Second Harvest）と名前を変え、全米のフードバンクをつなぐフードバンクのネットワークとなりました。

書籍『世界を変える偉大なNPOの条件――圧倒的な影響力を発揮している組織が実践する6つの原則』の著者の一人、世界的に有名な社会起業支援家のレスリー・R・クラッチフィールドらは、2004年、全米のNPOを対象とした調査を行い、全米で最も社会に影響力を与えている12のNPOの一つとして、アメリカズ・セカンドハーベストを選び、『世界を変える偉大なNPOの条件』で紹介しています。

2008年、アメリカズ・セカンドハーベストは「フィーディング・アメリカ」（Feeding America）と名前を変えました。現在、米国内に存在する、およそ210のフードバンクをたばねる組織になっています。

米国・シカゴには、世界中のフードバンクをネットワークで結んでいる組織があります。それが通称GFN、The Global FoodBanking Network です。GFNのホームページには、フードバンクのある国や連合など、34が掲載されています（2016年9月現在）。

日本では、2000年5月に最初のフードバンクが始まりました。東京都内で活動するホームレス支援者のうち、東京・渋谷で活動していた湯浅誠氏（現在は法政大学教授）、山谷でボランティア活動をしていたチャールズ・マクジルトン氏（現在はセカンドハーベスト・ジャパン：2HJ理事長）、山谷《やま》農場の藤田寛氏の3名が共同代表となり、「米《こめ》で結べ」をスローガンとして、活動を行いました。その後、3名はそれぞれ別々に活動するようになりました（毎日新聞朝刊東京版　2015年11月29日付記事による）。

チャールズ・マクジルトン氏が2000年に立ち上げたセカンドハーベスト・ジャパン（2HJ）は、2002年にNPO法人化。2016年6月10日までに949の事業者と合意書を締結し、食品を受け取りました。集まる食品の種類は、野菜・果物、常温保存のパンなど生鮮食品もありますが、取扱食品の多くは、賞味期限が1カ月以上ある、日持ちのしやすい加工食品です。

2HJは、集めた食品を年間320の施設に届けています。受贈者の施設で最も多い割合は児童養護施設で、全体のおよそ3割を占めています。2002年から2013年までに2HJが届けた食品の重量合計は1万141トンです。

現在、北海道から沖縄まで、大小含めておよそ40以上のフードバンクがあります。活動主体のほとんどはNPOです。そのほか、任意団体や社会福祉法人、生活協同組合などが活動しています。めずらしいところでは、群馬県太田市など、自治体が始めたフードバンクや、島根県安来《やすぎ》市、京都府福知山市、大分県大分市の「フードバンクおおいた」など、都道府県や市区町村の社会福祉協議会（社協）が始めたフードバンクもあります。沖縄県那覇市では、沖縄独自の「ゆいまーる」という助け合い文化からか、市役所の職員の方が役所内で独自に、お中元やお歳暮の余りを持ち寄るようになった、ということも伺っています。

広報責任者として3年間、日本初のフードバンクに在籍していたときに構築したネットワークのおかげで、全国のフードバンクから、講演やプロジェクトなどに呼んでいただいています。現場に足を運んで活動を拝見すると、「フードバンク」という名称は同じでも、その内容は地域ごと、団体ごとに違っているのを実感します。

団体によって、活動を始めた時期や、従事する人数、運営資金、倉庫や車両の有無、集まってくる食品の種類、食品の受贈者などは、全国それぞれ、まったく異なります。全国すべてを統一管理してコントロールするより、多様な地域性を生かし、それを伸ばしていくのがよいと、強く感じます。

日本全体のフードバンクについては、農林水産省や消費者庁、埼玉県などのホームページに「フードバンク」のページがあるので、参考になると思います。

活動スタイルは団体ごとに異なりますが、日本におけるフードバンクの、食品の受け取りから配布までの一般的な手順は、だいたい以下のようになっています。

(1)食品寄贈者と合意書（同意書）を締結する

契約書にあたる書面には、寄贈を受けた食品を転売しないこと、きちんと賞味期限内に使い切ることなどが書かれています。事業者とフードバンクの双方の責任者が署名し、捺印します。

(2)食品の受け渡しを行う

受け渡し方法は様々です。フードバンク団体が、食品事業者の工場や食品小売店まで引き取りに行くケースや、食品事業者が自社の物流ルートに載せるケースなどがあります。したがって、配送コストは、食品事業者が負担するケースと、フードバンク団体が負担するケースとがあります。

(3)必要な場所まで運搬する

フードバンク団体が福祉施設まで運搬するケースや、個人宅まで宅配便などで運搬するケース、フードバンク団体が社会福祉協議会（社協）などに託して、社協から個人に渡すケース、施設や個人がフードバンク団体まで取りに来るケースなどがあります。あるいは、近隣の複数の福祉施設が、中心となる施設まで取りに来るケースもあり、受け取り方も様々です。

(4)福祉施設や個人が活用する

農産物や加工品など、様々な形態の食品を、福祉施設などの組織や個人が調理し、あるいはそのままの形で活用します。

日本のフードバンクと米国のフードバンクの違いはたくさんあります。その一つが、米国では、フードバンクで取り扱う食品は「賞味期限が切れていてもよい」とされていることです（三菱総合研究所　平成21年度フードバンク活動実態調査報告書による）。ただし該当する食品は菓子、冷凍食品、缶詰、ソーダなどの食品に限られています。サンフランシスコ・フードバンクでは、賞味期限を経過した後のシリアルは1年間、パスタは2年間、保存ができるそうです。前にも述べた通り、フランスやイタリアでも、賞味期限が切れている食品を寄付することができます。

かたや、日本のフードバンクは、私の知る限り、全国40前後のフードバンクのうち、賞味期限が過ぎたものを扱っている団体はありません。私もフードバンクに在籍していた3年間は、それが当然と思っていたのですが、もしかすると「思考停止状態」だったかもしれません。前例や慣習としてはそうでも、一部でも改良できたのではないかと思います。

たとえば第2章に書いたような、生ものや日持ちのしないものなど、留意すべき食品は除き、「味が濃ければ15年間は保存できる」と専門家が言う缶詰や、水分による劣化を受けにくい乾麺・シリアルなど、食品を限定することで、再利用できる食品の幅は大きく広がると思います。実際、そう指摘している人もいます。食品の種類を限定し、対象者を限定し、使う季節を限定すれば、より多くの余剰食品を、捨てずに活用することができるのではないでしょうか。

ただ、そのような発言をすると、必ず「何かあったら責任とれるのか」と言ってくる〝正義の人〟がいます。対応が面倒なので、表立ってそういうことは言わないのが日本流のリスク回避です。

米国のフードバンクは、栄養士や管理栄養士、食品メーカーを早期退職した人など、食に詳しい人が職員として勤めています。食品を受け取る受贈者に、健康的によい影響を与えられるよう、どのような食品を扱えばいいかの「栄養ガイドライン」があるフードバンクも2ケタ以上あります。生活困窮者に不足しがちな野菜や果物を積極的に取り入れる姿勢、逆に栄養的に評価できないジャンクフードや低栄養の食品を排除する動きもあります。

日本でも広島に、病院の管理栄養士が始めた「あいあいねっと」というフードバンクがあります。ここは、古民家を改築したレストランを運営しています。

米国並みは難しいでしょうが、日本も、食料支援や困窮者支援の世界に、食の専門家がもっと入ってきてしかるべきと考えます。

今日からできること

＊近所にフードバンクがあるか、調べてみる。
＊近所にフードバンクがあったら、自分ができることはないか、調べてみる。

㊵郵便配達の人が食品を回収する「Stamp Out Hunger（貧困撲滅）」

第1章で触れた通り、米国では、年に1回、「国ぐるみのフードドライブ」があります。毎年5月の第2土曜日あたりに、家庭で余っている食料品を袋に入れて、家庭の玄関先、郵便受けのところなどに置いておくと、郵便配達の人が一緒に回収してくれるという仕組みです。1993年から毎年続き、米国内50州、1万以上の都市で行われています。これを「Stamp Out Hunger（貧困撲滅）」と呼びます。郵便局に勤める配達員から構成されるNALC（National Association of Letter Carriers　全国郵便配達員連合）と連携しているので、切手（Stamp）と撲滅（Stamp Out）を掛け言葉にしています。

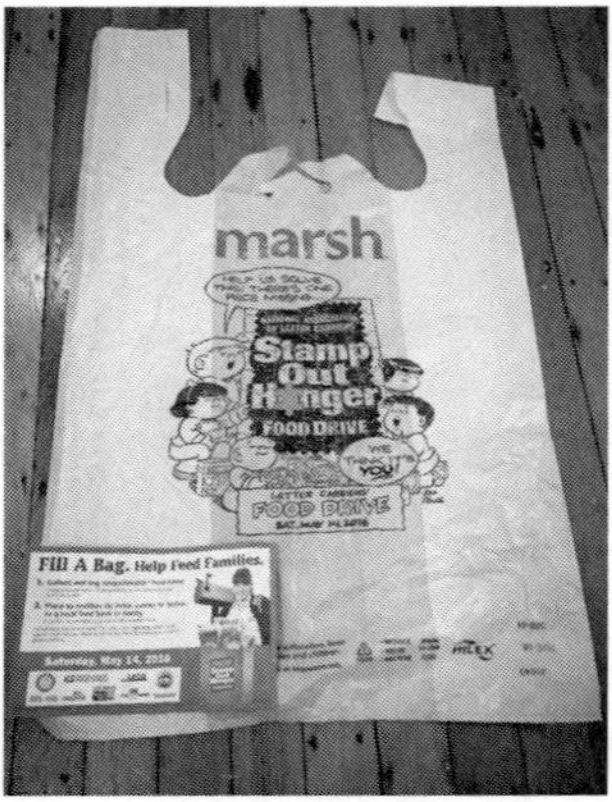

2016年5月14日（土）に実施されたStamp Out Hungerの前に配られた袋
●市川文恵氏提供

5月に行うのには理由があるようです。米国

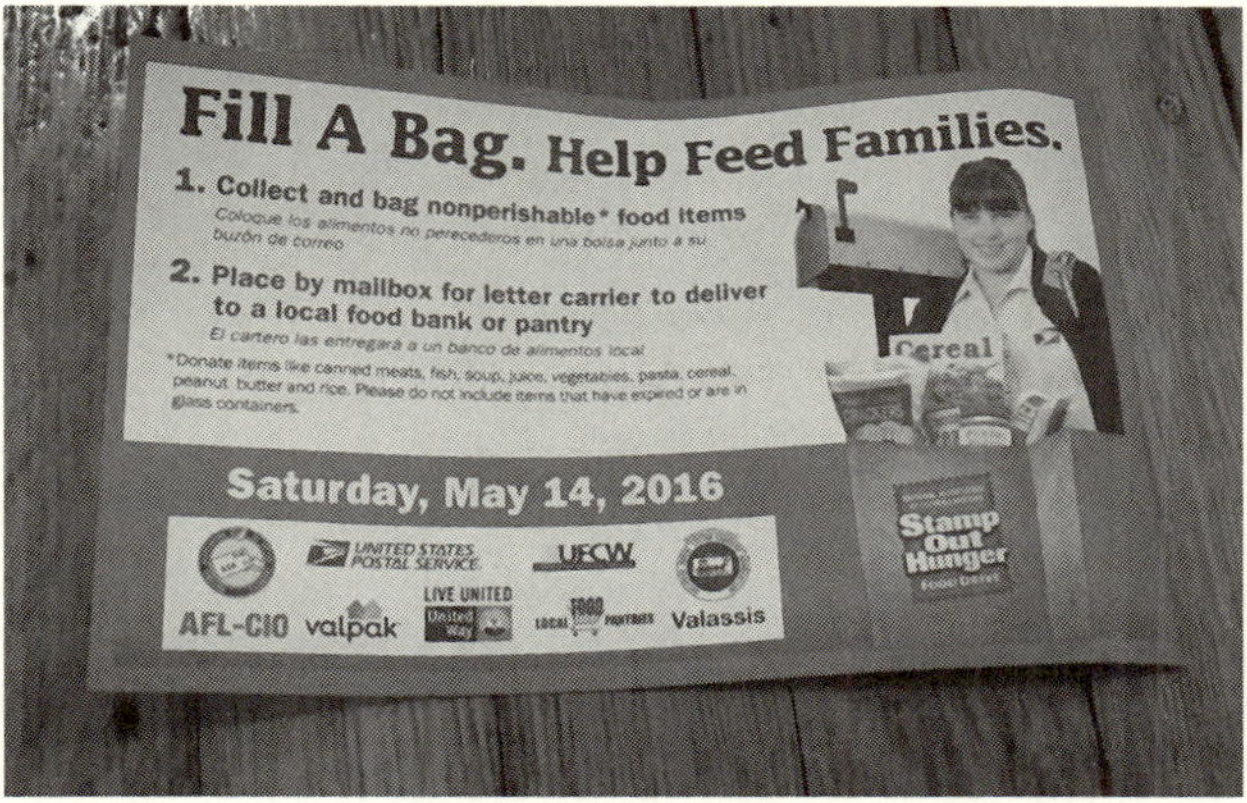
Fill A Bag. Help Feed Families.
1. Collect and bag nonperishable* food items
Coloque los alimentos no perecederos en una bolsa junto a su buzón de correo
2. Place by mailbox for letter carrier to deliver to a local food bank or pantry
El cartero las entregará a un banco de alimentos local
*Donate items like canned meats, fish, soup, juice, vegetables, pasta, cereal, peanut butter and rice. Please do not include items that have expired or are in glass containers.
Cereal
Saturday, May 14, 2016
UNITED STATES POSTAL SERVICE
UFCW
AFL-CIO
valpak
LIVE UNITED
Valassis
Stamp Out Hunger
2016年5月14日(土)に実施されたStamp Out Hungerの前に配られたチラシ
●市川文恵氏提供

では6月から夏休みに入る地域が多く、夏休みに入ると貧困家庭の子が給食を食べられなくなり、食事の量が不足するためだそうです。日本でも、夏休みや冬休みなど、長期休暇に入ると、貧困層の子どもたちが十分に食べられなくなる状況が発生しています。

日本の配送会社さんなどに、米国のこの取り組みを紹介してきたのですが、なかなか「やります」という申し出はありませんでした。ですが、２０１６年5月30日から6月３日まで、ついに実施する団体が現れました。生活協同組合のパルシステム千葉です。毎週、組合員の家庭に、車で個別に回る配送と並行して、余剰食品の回収を行う、という取り組みです。

今回は２３００名の対象者のみで実施した試験的取り組みだったそうですが、寄付量は50キログラムになったそうです。今後は対象エリアを拡大していく予定とのこと。寄付で集まった食料品は、同じく千葉県内にあるフードバンクちばへ提供するそうです。

㊶低所得者がスーパーで飲食物を受け取れる「フードスタンプ」

米国には、「フードスタンプ（Food Stamp）」という、1964年から制度化されている公的扶助があります。生活困窮者がそれを持ってスーパーマーケットへ行くと、アルコールやタバコなどの嗜好品以外の飲食物と交換してくれます。かつてはクーポン形式、現在はポイントカードのようになっているそうです。低所得者向けに行われる栄養補助の取り組みなので、「SNAP（Supplemental Nutrition Assistance Program）」と呼ばれています。

日本でも、生活保護費が逼迫《ひっぱく》しており、現金支給に代わる現物支給の実態調査のために、省庁の担当者による米国視察が検討されました。私にも2014年に省庁から問い合わせがありました。現在の担当者に尋ねたところ、視察は実現しなかったそうです。日本では、食品の安全性が問われることが多いことや、食品ロスと福祉の管轄省庁が別々であることなどが障壁になったのかもしれません。

米国内でも、まったく問題なく運用できているわけではないようです。いわば「金券」です

SNAP
Supplemental
Nutrition
Assistance
Program

SNAPのロゴマーク

から、転売なども起こっています。

日本では、２０１５年４月、生活困窮者自立支援法が施行されました。これにともない、自治体には生活困窮者自立支援のための窓口が設置されています。生活困窮者自立支援となると、最初に必要となるのは食料品です。生活保護を支給するにしても、申請してすぐにおりるわけではないからです。そこで、自治体とフードバンクとが連携し、フードバンクの食料品を、行政を通して生活困窮者へ提供するという取り組みが始まっています。

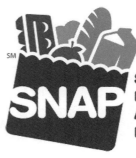

たとえば、愛知県名古屋市にあるフードバンク「セカンドハーベスト名古屋」では、岐阜県や三重県の社会福祉協議会と連携し、自立支援の窓口から依頼が来た場合、依頼書をもとにして食品を詰め合わせた「食品パック」を作り、送るという支援をしています。

セカンドハーベスト名古屋が連携しているのは、２０１６年３月末時点で合計74団体です（愛知県23団体、三重県

30団体、岐阜県21団体)。「食品パック」の送付数も、2015年4月からは毎月100件を超えています。

㊷余剰農産物の廃棄はなくせるか

農産物流通コンサルタントの山本謙治氏は、著書『日本の「食」は安すぎる――「無添加」で「日持ちする弁当」はあり得ない』(講談社)の中で、大量に余り、産地で廃棄される野菜をめぐる消費者の声についてこう嘆いています。

産地廃棄という選択をしたのは、出荷すればするほど損が出るくらい、価格が下がってしまったからにほかならない。この価格を創り出しているのは、需要と供給のバランスである。つまり、売れないから安くなったのだ。もったいないと思うのであれば、いつもは1玉買うところを2玉買って、消費に貢献すればいい。10万世帯が余分に1玉のキャベツを買えば、10万玉のキャベツが買われ、市場価格が上昇し、廃棄する分が減るかもしれないではないか。「もったいない」と言う資格があるのは、生産者自身か、できる限り消費をしようと試みた人だけなのだ。

山本氏の「もったいないと思うのであれば、いつもは1玉買うところを2玉買って、消費に貢献すればいい」という主張の本意は、必要以上に買え、ということではないでしょう。消費者の行動次第でロスは減らせる可能性がある。すなわち消費が増えれば市場価格が上昇し、廃棄が減らせる可能性がある。それにもかかわらず、何も行動しようとせず、ただ口先だけで「もったいない」と産地廃棄を批判する人たちへの警告ではないでしょうか。

米国には、国が余剰農産物を買い取り、困窮者のために活用できる法律も存在します。それが、1954年に成立した余剰農産物処理法です。

日本では、農産物が過剰生産となった場合に、廃棄すると農業補償金が出るという仕組みはありますが、余剰農産物を活用する法律はありません。

私がフードバンクに勤めていたとき、農林水産省の外郭団体で野菜を扱っている組織から、年に1回ほど、生産調整などの折に、野菜、とくに葉物野菜を寄付してもらう仕組みを作りましょう……という話が議論されたことがありました。結局、その後、実現したとは聞いていません。ただ、2015年3月18日には、合同会社西友が、JA甘楽《かんら》富岡と連携し、規格外野菜を定期的に寄付してもらう仕組みを本格始動したと、プレスリリースで発表しています。

前述のセカンドハーベスト名古屋では、週1回、青果市場へトラックで出向き、流通しない農産物を引き取り、生活困窮者や福祉施設に受け取ってもらう活動をしています。

野菜販売の企業、大地を守る会では、「もったいナイシリーズ」という取り組みを始めています。傷があるものや、規格外のものを、捨てずにお買い得価格で提供し、生かすというものです。

フランスでも、大手スーパーマーケットチェーンの「Intermarché」が、規格外野菜を、生鮮食品売り場の最も目立つ位置で販売する取り組みがなされました。スープやジュースなどに加工し、お客さんに試食してもらい、味や品質のよさを確認してもらうことで、購入に結びつけることができたそうです。イギリスでも同様の取り組みがなされています。背景には、EUが、食品廃棄を削減する方針を決めたことがあります。

㊸店や企業の食品廃棄を「もったいない」と非難する消費者エゴ

第4章で触れた、書籍『日本の食と農 危機の本質』の著者、神門善久氏は、利便性追求の姿勢を見直す覚悟がないのに食の改善を求める消費者の「虫がよすぎる」姿勢を、「消費者エゴ」と呼んでいます。

たとえば、「食品の価格はできる限り安くしてほしい。そして、店でほしいものが欠品するのは許さない」というのは「消費者エゴ」です。

スーパーマーケットやコンビニエンスストアには、いつ行っても、どの店でも、たいてい、商品棚にぎっしりと商品が詰まっています。そうするために、食品メーカーも小売業も、手間やコストをかけているわけです。それらのコストは、回り回って食品価格に盛り込まれ、消費者自身も負担しています。欠品を防ぐためのコストをかけているからこそ、いつも店に食品が並んでいる状況を享受できているわけです。ギリギリまで安くしてほしいなら、欠品が発生する事態も許容しなくてはなりません。

また、「遺伝子組み換えでない原材料を使ってほしい」と言いながら低価格を求めるのも、「消費者エゴ」です。

遺伝子組み換えではない、分別した原材料をメーカーが使えば、それだけ原材料費が高くなり、商品価格に反映されるからです。

「味を甘くしてほしい、でもカロリーは低くしてほしい、しかも人工的な原材料は使わないでほしい」というのも消費者エゴでしょう。

味を甘くするために砂糖を使えば、使った分だけカロリーは増えます。カロリーを増やしたくないなら、低カロリーの人工甘味料を使わざるを得ないでしょう。

賞味期限の日付が遠いものを選び、賞味期限の日付が近いものは店に残していき、店や企業がそれらを廃棄すると「もったいない」と店を批判する。これも「消費者エゴ」以外の何ものでもありません。

国際消費者機構が定めている通り、消費者には権利があると同時に責任があります。良質な食品をできるだけ安く買いたいのであれば、生産者や販売者に無理を強いない、無駄や廃棄を生まない消費行動をする責任があると思います。

㊹スーパーはみんなでシェアする冷蔵庫

「スーパーは　みんなでシェアする　冷蔵庫」

このことは、前にも少しお話ししました。ある講義で、俳句と同じ「五七五」でキャッチコピーを考えていたときに思いついた言葉です。

スーパーマーケットやコンビニエンスストアで、安売りの商品を買い占める、という経験はありませんか。自分の独占欲は満たすことができても、ほかにもほしい人がいたとすれば、その人は買うことができなくなります。

スーパーやコンビニで、牛乳パックの賞味期限を見て、奥のほうへ手を伸ばし、賞味期限の日にちが遠いものを取ったことはありませんか。手前のものも売り切れればいいですが、残ってしまったら、店側が処分することになります。

これが家の冷蔵庫だったらどうでしょう。牛乳が複数本入っていたら、賞味期限が近づいているほうから使いませんか。

もし、スーパーやコンビニが家の冷蔵庫だったら。

地域の人みんなで使う冷蔵庫だったら。

そうだとすると、自分だけが勝手なふるまいをしたら、ほかの人に迷惑をかけることになります。

お店で食料品を買うとき、「ここはみんなで、共同で使っている冷蔵庫なんだ」と考えるだけで、行動は自然と変わってくるように思うのです。

㊺自分が消費することで弱者や未来の人の食べる権利を奪わない

本書を読んで、みなさんに行動に移していただきたいのは、
「賞味期限が近づいている食べ物を買う」
そのことに尽きます。

もちろん、一人ひとりの健康状況や食べ物の嗜好、食べ物を消費する速度、ライフスタイル、世帯人数によっても事情は違ってくるし、「賞味期限内のものだからすべて安心」というわけでもありません。

それでも、これまでなんでもかんでも棚の奥の「賞味期限が遠い日付のもの」を選んでいた人が、そうでないものを買うだけで、世の中が変わります。

割引シールが貼られている商品だったら、買った人の家計が助かります。

賞味期限の順番通りに買ってもらえれば、売れ残りによる廃棄が減り、店やメーカーが助か

ります。

生ゴミの処理費用が減り、自治体や企業が助かります。

社会全体も、食品ロスが減って環境負荷が減り、助かります。

まさに「三方よし」。


私がこの本で伝えたかったのは、「他人が決めたことを鵜呑みにする、〝ひとごと〟で〝あなたまかせ〟で受け身な姿勢をやめ、自分の頭で考え、自分の心で感じ、自ら行動し、自分の人生を切り開いていく生き方をしよう」ということです。

「他人が決めたこと」は、世の中にたくさんあふれています。

その一つが、この本で書いた「賞味期限」です。


ラジオを聴いていたら、東京海洋大学の勝川俊雄准教授が「自分が消費することで、弱者や未来の人の（食べる）権利を奪わない」というお話をされていました。魚などの水産資源が世界的に枯渇している現状に触れての言葉です。海の資源は、自然の産卵・成長を上回るペースで捕獲し過ぎると、失われてしまいます。「持続可能な利用」が求められています。

これは、食品全体についても言えることです。以来、食品ロスをテーマにした講演では、必ずこの言葉を紹介しています。

京都大学総長で霊長類学者・人類学者の山極壽一《やまぎわじゅいち》先生によれば、人間は、サルと違って、他人に食べ物を分け与えることに喜びを感じる動物だそうです。人間には、サルなどの動物と違い、食べ物を仲間のために持ち帰り、分配し、共食する性質があります。また、「互酬性（もらったら返そうという気持ち、してあげたら何か返ってくると期待する気持ち）」も、他の動物にはない、人間独特の性質なのだそうです（毎日新聞連載「時代の風」〈贈る気持ちと返す気持ち〉より）。

そう考えると、「食べ物をシェアする」というのは、何も特別なことではなく、意識してやることでもなく、人間本来に備わった、ごく自然な性質なのかもしれません。

人（ヒト）として生まれてきたからには、他者を慮《おもんぱか》ること。

とくに、社会的に弱い立場にある人や未来の世代の人のことを配慮し、人間らしく生きていきたいものです。

今日から家庭でできる、食品ロスを減らすための10カ条

以下の10カ条は私のオリジナルで、一般の方向けの講演会などでいつもお話ししています。本書のまとめとしてご紹介したいと思います。

(1)買い物前に、自宅の戸棚や冷蔵庫にある食品の種類と量を確認する

重複して買うのを防ぐためです。冷蔵庫にある食材の種類や賞味期限を管理できるスマートフォン向けのアプリも世界各国で出てきています。また、冷蔵庫そのものに、そのような管理システム(賞味期限が迫ってきたら、音声で知らせるなど)を導入した、日本の家電メーカーの冷蔵庫もあります。

(2)空腹の状態で買い物に行かない

おなかがすいた状態で買い物に行くと、どれもおいしそうに見えて、つい無駄に買い過ぎてしまう傾向があります。最大で64%も購入金額が増えるという米国の研究結果もあります。

仕事帰りだと難しいかもしれませんが、買い物に行く前に、何かで少しでも小腹を満たしておけば、ドカ食いも〝ドカ買い〟も防げるのではないでしょうか。

(3)買い物では、すぐ食べるものは手前(賞味期限が近いもの)から取る

家族構成や食品の嗜好、消費スピードは、一人ひとり異なります。万人に共通する法則はありません。1リットルの牛乳を例にとりましょう。育ち盛りの子どもがいる家庭なら、1日で消費するかもしれません。それなら、賞味期限は近いものでもかまわないでしょう。一方、一人暮らしで1日コップ1杯(200ミリリットル)ずつ飲む、という人なら、消費するのに最低5日かかります。ならば、それだけ余裕のあるものを取ればよいでしょう。

賞味期限は基本的に短めに設定されているので、無理のない範囲で、賞味期限が近いものを選んで買おうというのが、私からの提案です。

(4)「期間限定」や「数量限定」、まとめ買いに注意

宮城県石巻市の小学校で、5年生を対象に「食品ロス」の授業を行ったことがあります。家で余っている食材を持ってきてもらい、余っている理由を発表してもらいました。ある男の子は、瓶入りのピクルスを持ってきました。理由を尋ねると「お父さんが2個500円で買って

きて、お母さんもそれを知らずに2個500円で買ってきたので、家に4つもピクルスの瓶がたまってしまった」と説明してくれました。

「1個買うと300円、2個まとめて買えば500円」とあると、必要なのは1個だけなのに、つい、割安なほうを選んでしまいませんか。

「数量限定」と言われると、今ここで買っておかなければなくなってしまうと焦って、つい手が伸びていませんか。

まとめ買いにしても数量限定にしても、その多くは、販売側の戦略です。「限定」と言われれば購買意欲が上がりますし、割安を謳えば消費者の手が伸び、より多く買ってもらえるとわかっているから、そうしているだけです。そのような売り手の立場も想像し、冷静になってからカゴに入れましょう。

(5)調理のとき、食材を使い切る

たとえばセロリの葉、にんじんや大根の葉、しいたけの軸、大根の皮など、普段捨てるような部分も、調理法を工夫することで、食べることができます。料理研究家、有元葉子さんの『「使いきる。」レシピ　有元葉子の〝しまつ〟な台所術』(講談社)などはお勧めです。ブロッコリーの茎の部分なども、捨てられることが多いですが、薄く切ってベーコンと炒めるなどするとおいしくなります。

(6)残った料理は別の料理に変身させる

たとえば、野菜炒めが余ったら、オムレツの具にする。肉じゃがが余ったら、つぶしてコロッケの中身にする、など。消費者庁が、料理レシピサイトのクックパッドに「消費者庁の公式キッチン」というコーナーを作っています。捨てがちな食材を使い切る「使い切りレシピ」が一般の方から投稿、紹介されています。

http://cookpad.com/kitchen/10421939

(7)賞味期限はおいしさの目安、五感を使って判断する

第1章で書いた通りです。

「毎月30日は冷蔵庫の食材を使い切る日」などと決めて、賞味期限の迫った食材を使い切る仕組みを作りましょう。私は週末の土日に買い出しをするので、月~金までを1サイクルとし、金曜日までにおおむね使い切るように心がけています。週末が近づくにつれ、冷蔵庫の中がスッキリしてくるのを見ると、気持ちもスッキリします。

(8)保存用食材は「ローリングストック法(サイクル保存)」で

東日本大震災後に注目されている、家庭での備蓄方法が「ローリングストック法(サイクル保存)」です。非常袋に食品を入れっぱなしにしておくと、つい放置したままで、気づいたときには賞味期限が切れていたりします。

ローリングストック法は、レトルト食品や缶詰など、普段食べているものを備蓄食品としてストックし、食べた分だけ買い足しておくという方法です。たとえば「今日は大雨だから夕食の買い物に行けないなあ。家にあるレトルトカレーとレトルトご飯を使って2人分のカレーライスを作ろう」となったら、レトルトカレーとレトルトご飯を2つずつ使ったので、次の買い物のときに使った分だけ買い足す……という方法です。

どんな食品がどのくらいの賞味期限で家にあるか、非常袋に入れっぱなしにしておくより、普段使いしたほうが、意識にのぼりやすくなります。また、災害時に、食べ慣れない非常食を食べることで感じるストレスを軽減するという点からも、ローリングストック法はお勧めです。

他にも、毎年9月1日の防災の日は、備蓄食品のサバ缶とレトルトご飯でサバ丼を作るとか、阪神大震災の1月17日、東日本大震災の3月11日などには非常食を食べて新たに買い足す、備蓄の入れ替え時にフードバンクやフードドライブで寄付するなど、自分や家族に合うやり方で行うことで、備蓄を無駄にしないことができます。

(9)外食時に注文し過ぎない

横浜・中華街のある飲食店では、お客さんが食べ切ってから次の注文を受け付けるようにしているそうです。食品ロス削減に取り組んでいる長野県松本市や京都市、佐賀市では、宴会などで、最初の30分間と最後の10分間は、席を離れずに食事を食べ切りましょう、という「3010（さんまるいちまる、京都ではサーティテン）運動」を行っています。飲食店によってはハーフサイズや小盛りがありますし、自分で注文時に頼むこともできます。

(10)残さないで食べる

横浜・中華街では、肉まん1個、春巻き1本から注文できる店があります。家庭ではもちろん、外食時にも、食べられる分量だけ注文し、食べ切るようにしましょう。

あとがき

食品メーカーに勤めていた2008年、リーマンショックが起きました。低価格を謳ったPB（プライベートブランド）が台頭し、PBより高価格のNB（ナショナルブランド）が危うくなっていました。当時の社長から「他社との差別化は製造現場にあるのでは」と言われ、営業部と工場へ取材に行きました。

「工場では、ボタン一つで自動的に生産しているのだろう」と高をくくっていた私は驚きました。原材料である農産物は〝生き物〟でした。生産国や生産日により組成が異なるため、現場では、それに応じて調理条件を微妙に細かく変えていたのです。工場の人は、ただボタンを押す人ではなく、匠の技を持つ職人でした。10年以上、食品メーカーに勤務していた私たちですら、原点を忘れていました。

よく「作った人の顔が見える食べ物は捨てない」と言います。その点、工場生産された食品は、農産物などと違って無機的に見えるかもしれません。でも、その中には多くの人の存在と命とエネルギーが詰まっているのです。事業者が食品を人間と同等にみなすなら、安易に生み出し（新製品の製造・発売）、安易に殺すこと（終売・廃棄）は、できなくなるでしょう。

人の寿命は予測できても、具体的に何歳何カ月何日まで生きられるのかはわかりません。同じ時刻に生まれても、遺伝子情報や生育環境の違いにより寿命は変わります。食べ物も同じです。食べ物の寿命を賞味期限とするならば、原材料のブレや保管状態のばらつきにより、同時刻に作られても、賞味期間は違ってきます。キッチリ予測するのは不可能です。

2011年の誕生日に東日本大震災が起きました。広報室長として自社商品リリースを自粛し、4月末、社会に必要と思う食情報を発信しました。全国紙の記者の方が「これこそ伝えるべきだ」と社名入りで大きく取りあげてくださいました。伝える側にいる人間は、自分や自社の利益にとらわれず、今の社会に本当に必要だと肚《はら》の底から思うことを発信する。それが、結局は、自分・会社（組織）・社会のすべてを生かすのだと確信しました。

この本のタイトルは、幻冬舎の小木田順子さんが、初めてお会いしたその日に考えてくださり、その後は、つたない原稿を完成させるまで、根気強くおつきあいくださいました。

映画『地球交響曲（ガイアシンフォニー）第六番』（龍村仁監督）に出演したピアニストのケリー・ヨスト（Kelly Yost）は「私の使命は（作曲者の）音楽の通り道になること。そのために自分自身を清め透明になりたい」「音楽の中から自分を消し去ることが誠実さ」と語りました。ケリーは謙虚な姿勢ながら、卓越した技術力と丁寧な細やかさを備えています。彼女の生徒で長年の友人は「ケリーの音楽は、とても透明で、知的で、品がよく、余分な飾りが一切ありません。音楽に対する愛というか、魂がそのまま伝わってきます」と評します。小木田さんは、私にとって、出版界のケリー・ヨストです。

この本が、賞味期限のない（永遠に長く持つ）ものとなり、返品・廃棄がなく紙ロスも発生させず、食品ロスの少ない社会につながることを、心より祈っています。本が生まれるまでにご縁をいただいた、たくさんの方々と友人、支えてくれた家族に感謝をこめて。

2016年9月

井出留美

主要参考文献

書籍・専門誌

『食品ロスを防ぐ　図説 賞味期限の設定』杉本昌明（西武出版印刷）／『もう間違えない！ 賞味期限・消費期限――食品事業者が知っておきたい期限設定方法と留意すべきポイント』食品表示問題研究会（新日本法規）／『賞味期限がわかる本』徳江千代子監修（宝島社）／『食品廃棄削減に向けた消費者意識調査』（国民生活産業・消費者団体連合会）／『食生活データ総合統計年報2016』（三冬社）／『Stuffed and Starved　肥満と飢餓　世界フード・ビジネスの不幸のシステム』ラジ・パテル著、佐久間智子訳（作品社）／『文部科学省検定済教科書　中学校技術・家庭科用　新編　新しい技術・家庭　家庭分野』（東京書籍）／『文部科学省検定済教科書　中学校技術・家庭科用　技術・家庭　家庭分野』（開隆堂）／『〝食の安全〟はどこまで信用できるのか――現場から見た品質管理の真実』河岸宏和（アスキー新書）／『世界の食料ムダ捨て事情』トリストラム・スチュアート著、中村友訳（日本放送出版協会）／『成長の限界――ローマ・クラブ「人類の危機」レポート』D・H・メドウズ他著、大来佐武郎監訳（ダイヤモンド社）／『さらば、食料廃棄　捨てない挑戦』シュテファン・クロイツベルガー、バレンティン・トゥルン著、長谷川圭訳（春秋社）／〝WASTE UNCOVERING THE GLOBAL FOOD SCANDAL〟TRISTRAM STUART(PENGUIN BOOKS)／『食品ロスの経済学』小林富雄（農林統計出版）／『フードバンクという挑戦――貧困と飽食のあいだで』大原悦子（岩波現代文庫）／『食の社会学――パラドクスから考える』エイミー・グプティル他著、伊藤茂訳（NTT出版）／〝Food & Society Principles and Paradoxes〟Amy E. Guptill, Denise A. Copelton, Betsy Lucal (Polity Press)／〝Sweet Charity?〟Janet Poppendieck (PENGUIN BOOKS)／『地球と食の未来　90億人の食』（日経ナショナルジオグラフィック社）／『食の終焉――グローバル経済がもたらしたもうひとつの危機』ポール・ロバーツ著、神保哲生訳（ダイヤモンド社）／『FAO 世界の食料・農業データブック――世界食料サミットとその背景（上）（下）』国際連合食糧農業機関（農山漁村文化協会）／『食　90億人が食べていくために』John

Krebs著、伊藤佑子・伊藤俊洋訳（丸善出版）／『進化する日本の食——農・漁業から食卓まで』共同通信社（ＰＨＰ研究所）／『食料の世界地図第2版』大賀圭治監訳、中山里美・高田直也訳（丸善株式会社）／〝WE FEED THE WORLD〟Erwin Wagenhofer, Mac Annas（武田ランダムハウスジャパン）／『年表で読む 日本食品産業の歩み　明治・大正・昭和前期編』西東秋男編（山川出版社）／『「食」最前線——どう変わる食状況・食業界』日本経済新聞社（学習研究社）／『世界の食糧問題とフードシステム』時子山ひろみ・荏開津典生（放送大学教育振興会）／『食糧第一』フランセス・ムア・ラッペ、ジョセフ・コリンズ著、鶴見宗之介訳（三一書房）／『フードシステムの革新と企業行動』斎藤修（農林統計協会）／『フードシステムの経済分析』時子山ひろみ（日本評論社）／『東日本大震災とフードシステム——復旧から復興に向けて』日本フードシステム学会（農林統計出版）／『食からの経済学』佐々木輝雄（勁草書房）／『食の変化と食品メーカーの成長』小塚善文（農林統計協会）／『食品産業における副産物等の未利用資源の有効利用技術を探る』食品産業環境保全技術研究組合（恒星社厚生閣）／『食と農の政治経済学——国際フードレジームと階級のダイナミクス』ヘンリー・バーンスタイン著、渡辺雅男監訳、松岡浩平・山岸拓也訳（桜井書店）／『食べているのは生きものだ』森枝卓士（福音館書店）／『食品表示・賞味期限のウラ側』岩館博人（ぱる出版）／『100億人への食糧——人口増加と食糧生産の知恵』L.T.EVANS著、日向康吉訳（学会出版センター）／『飽食のなかの食糧危機』安達生恒（ダイヤモンド社）／『食品流通のフロンティア』甲斐諭（農林統計出版）／『食品流通新時代』食品流通政策研究会（地球社）

ウェブサイト

政府広報オンライン／農林水産省／消費者庁／環境省／厚生労働省／内閣府／食品安全委員会／都道府県／東京都健康安全研究センター／全国フードバンク／関東農政局東京地域センター／日本養鶏協会／日本生活習慣病予防協会／FOOCOM.NET／環境市民／The Guardian／NHK／United States Postal Service／Cornell University

著者略歴

井出留美《いでるみ》

食品ロス問題専門家、消費生活アドバイザー。
博士（栄養学　女子栄養大学大学院）、修士（農学　東京大学大学院）。
女子栄養大学・石巻専修大学非常勤講師。
日本ケロッグで広報室長と社会貢献業務を兼任し、
東日本大震災の折には食料支援に従事する。
その際、大量の食料廃棄に憤りを覚え、自らの誕生日であり、
人生の転機ともなった3・11を冠した（株）office3.11を設立。
日本初のフードバンク、セカンドハーベスト・ジャパンの広報を委託され、同団体を
PRアワードグランプリのソーシャル・コミュニケーション部門最優秀賞や
食品産業もったいない大賞食料産業局長賞受賞へと導く。
市会議員、県庁職員、商店街振興組合理事長らと食品ロス削減検討チーム川口主宰。
平成28年度農林水産省食品ロス削減国民運動展開事業
フードバンク推進検討会（沖縄）講師。同年11月、国際学会で本著内容発表。
www.office311.jp

幻冬舎新書 432

賞味期限のウソ
食品ロスはなぜ生まれるのか

二〇一六年十月三十日 第一刷発行
二〇二〇年二月二十五日 第五刷発行

著者 井出留美

発行人 見城 徹
編集人 志儀保博
発行所 株式会社 幻冬舎
〒一五一-〇〇五一 東京都渋谷区千駄ヶ谷四-九-七
電話 〇三-五四一一-六二一一(編集)
〇三-五四一一-六二二二(営業)
振替 〇〇一二〇-八-七六七六四三
ブックデザイン 鈴木成一デザイン室
印刷・製本所 中央精版印刷株式会社

Printed in Japan ISBN978-4-344-98433-2 C0295
い-27-1
幻冬舎ホームページアドレス https://www.gentosha.co.jp/
＊この本に関するご意見・ご感想をメールでお寄せいただく場合は、comment@gentosha.co.jp まで。

幻冬舎新書

杉本裕明　服部美佐子
ゴミ分別の異常な世界
リサイクル社会の幻想

「混ぜればごみ、分ければ資源」は本当か!?　世界一の34分別を誇る徳島県上勝町をはじめ、日本各地を徹底取材。減らないごみ、上がらないリサイクル率、バカ高い収集費用……矛盾だらけの現実が明らかに！

渡辺雄二
体を壊す10大食品添加物

本書では消費者の体を確実に蝕んでいる、最も危険な10の食品添加物を紹介。普段口にする食品には体に悪い物質がこんなにも使われていた。食を見直すきっかけになる、現代人必読の書。

渡辺雄二
体を壊す13の医薬品・生活用品・化粧品

シャンプーやボディソープ、歯磨き粉やうがい薬、ダイエット食品やサプリメントなどをやめることが実は健康への一番の近道。科学ジャーナリストが体にいい生き方、商品の選び方を指南。

岡本裕
薬をやめれば病気は治る

薬は病気を治すために飲むものだが、副作用があるだけでなく、体の免疫力を下げて回復を遅らせ、命を縮めることもある。薬をやめて自己治癒力を高め、元気に長生きできる方法を伝授。